CARE
Good Care ,
Good Living

CARE
Good Care ,
Good Living

CARE

Good Care ,
Good Living

CARE

Good Care ,
Good Living

CARE
Good Care ,
Good Living

care 15

換季，不跑急診
流感、心、肺、腦血管疾病一定要有的自我警覺

作　　者：洪芳明
責任編輯：劉鈴慧
美術編輯：何萍萍
法律顧問：全理法律事務所董安丹律師
出 版 者：大塊文化出版股份有限公司
　　　　　台北市10550南京東路四段25號11樓
　　　　　www.locuspublishing.com
讀者服務專線：0800-006689
TEL：(02) 87123898　FAX：(02) 87123897
郵撥帳號：18955675
戶　　名：大塊文化出版股份有限公司

總 經 銷：大和書報圖書股份有限公司
地　　址：新北市新莊區五股工業區五工五路2號
　　　　　TEL：(02) 89902588 (代表號)　FAX：(02) 22901658
製　　版：瑞豐實業股份有限公司
初版一刷：2012年4月
定　　價：新台幣250元
ISBN：
Printed in Taiwan

換季，不跑急診

流感、心、肺、腦血管病病一定要有的自我警覺

作者：洪芳明

目錄

序

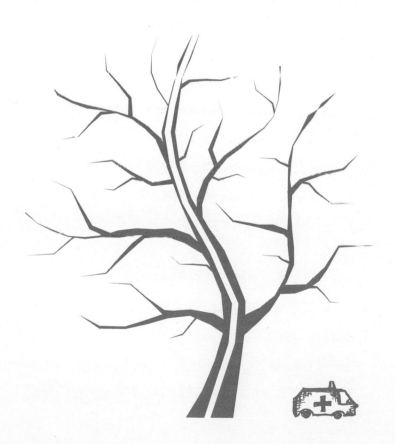

對自己身體多點警覺

亞東紀念醫院院長

朱樹勳

Cardiovascular care（心臟醫學）、Critical care（重症醫學）、Traumatology（創傷醫學）及 Transplantation（移植醫學），是亞東紀念醫院的醫療核心專長。而洪芳明主任是其中跨領域不可多得，能跨科別不可或缺的重要推手。

洪主任擔任亞東醫院外科加護病房主任已有九年的資深經歷，長年致力於急重症領域；有著內科醫師的沉著內斂與省思。他常思考：「加護病房的隔離門，時常上演著一場場驚心動魄的生死戰，也許是生命為了生存，所作的最後努力與掙扎，也許是家屬對於親人受苦時的悲痛與不捨。」

　　加護病房這個地方偶有歡愉，是因爲上天的恩澤與醫療技術極限發揮，配合淋漓盡致。但時常卻是病人無止盡的苦痛與家屬悔不當初的淚水。在這加護病房中，內科醫師在此與死神談判，外科醫師在此與死神搏鬥時，洪主任天天看在眼裡感觸最深。

　　『醫者‧父母心』，行醫這麼久，卻難得的是洪主任仍保有我倆初識時「視病猶親」的醫者胸懷，常有病人或家屬對洪主任感念許多，即使病人最後離開了，還是會寄上小卡片感謝他，對至親無微的照顧與發自內心的關心，這些家屬至情至性的眞心回饋，也讓洪主任繼續在崗位上堅守著責任。

　　聽聞洪主任要出版書籍時，他談及自己姊姊的切身經驗：原本習以爲常的流感症狀，咳嗽、發燒，在診所求治服藥卻未有緩解，但姊姊當時沒想這麼多，也不疑有他，一星期後卻因狀況急轉直下，送急診經核磁共振檢查，懷疑是「流感併重症腦炎」，一個全國僅幾例的病例。面對親姊姊病危，身爲醫師的洪主任壓力當時可想而知，所幸在他及醫療團隊密切的合作照護之下，他姊姊的狀況居然逐一過關，現在進步到可以溝通，藉由輔具站立，並持續

復健康復中。

　　洪主任藉由姊姊的例子常反思：許多病一開始只是讓人容易忽視的「小徵兆」，也許就是許多急重症疾病的警訊，而每當病人或家屬，對疾病演變及醫師解釋病況，出現茫然及認知上落差時，他也總不免扼腕歎息：這些「小徵兆」所演變成「急重症」的發展歷程，如果當時當事人自己對身體多點警覺，也許疾病不至於一發不可收拾，而甚至演變成拖垮一個家庭的悲劇。

　　這本《換季不跑急診》的書，洪主任以在加護病房的多年經驗歸納出流行性感冒、心臟疾病、肺臟疾病、腦血管疾病、過勞的自我警覺等篇章，以病例個案警示，淺顯易懂的描述病情或疾病發展的過程，提醒讀者能見微知著。

　　洪主任行醫以來，對病人及家屬的關懷，不只「治病」，也「療心」，而此次出版書籍的「用心」，想必也能獲得廣大讀者的回響。也在此祝福讀者朋友們：身體健康順心平安！

遠離急診

重症醫學會理事長
國立陽明大學醫務管理研究所教授

唐高駿

　　從事急救加護工作二十餘年，看盡生老病死，最讓我
痛心的事，就是一個活蹦亂跳的人，毫無預警的突然倒
下，緊急送醫急救後仍然宣告不治。常讓家屬錯愕不解：
「究竟是甚麼原因？可以瞬間奪走一條人命？」

　　是心肺衰竭？腦中風？還是過勞死？這常常是家屬的
第一個反應，但還有令人意想不到的，竟然是季節交替時
常見的流感或心肌炎。

　　芳明是台灣重症醫學會的副秘書長，內科醫師出身的
重症專責醫師，負責外科加護病房的業務，這除了因為他
具備豐富的重症專業知識以外，卓越的溝通能力，更是他
成功的要件。

　　在重症醫學會的活動中，芳明的演說永遠是叫好又叫座，不僅如此，芳明也是擅長期刊的執行編輯，這更顯示出他對文字的運用熟稔能力。

　　在《換季不跑急診》一書中，芳明以生動的文筆，介紹了日常生活中看似無礙，卻來勢洶洶的疾病。他並以公共衛生的角度，提供了這些疾病的預防與早期治療方法，仔細閱讀這本書，不但可增加日常保健知識，幫助讀者們或親友遠離急診，更可提醒讀者發現致命的早期徵兆或因而能多挽救一條寶貴的生命。

及早發現，
或許能免生死一戰

臺大醫院金山分院院長

黃勝堅

洪芳明主任，雖是內科醫師出身，在亞東醫院朱樹勳院長的支持培養之下，成為外科重症的後起之秀。接任亞東醫院外科加護病房主任後，近年來成為國內急重症的重要專家之一。

多年來，洪醫師在加護病房陪著病人出生入死、有成功、有失敗，鑒於許多疾病，若能及早發現加以診治，或許能避免生死一戰。本書對於民眾不僅是健康書，對於醫學生及其他醫學專業人員也可當作專業書。

書中對於換季常見的急性病症，流感、心、肺、腦等病變、洪醫師盡可能以白話清楚說明，提醒民眾預防勝於治療。正常的生活作息、均衡的飲食、適當的運動，雖然

是身體健康的基本要件，但縱使如此，特別是心臟、肺部、腦血管疾病，前期小症狀常常是不可輕忽的警訊。

　　隨著年紀的老化，生活習慣的放縱，加上不認為自己，就是那一個會倒楣的人，很多人都不在乎疾病風險增加，等事後再來追悔「早知道就……」，只怕不知能不能再有回頭路可走了。

　　難得洪醫師費心著作本書，深入淺出，淺顯易懂，讓民眾瞭解換季時節，溫差時冷時熱中潛在的危機，提醒民眾注意小症狀警訊，提早就醫，以免釀成大病。好書，當然值得為序推薦！

醫者「醫人」也「醫心」

臺大醫院創傷醫學部主任

柯文哲

　　洪芳明醫師是國內資深的專職重症醫師之一，朱樹勳教授於民國 88 年接掌亞東醫院之後，便指定洪醫師專職於外科加護病房，十幾年來，亞東醫院的重症醫學已是國內數一數二的，當中洪醫師應是功勞最大者。

　　洪醫師最值得稱道的是，作為一個醫者的「同理心」，面對焦慮的家屬，即使在醫務繁忙之際，都能秉持關懷之心，對病情一再加以解釋，也同時撫慰了家屬的不安情緒，做到了「全人、全家、全隊、全程」的照護，也實踐了醫者「醫人」也「醫心」的情懷。

　　在長期和家屬溝通過程中，洪醫師越發覺得一些重症疾病，如果在疾病初期就能及早就醫，或許很多遺憾是可

以避免的，因此有了出版此書的念頭。書中洪醫師以實例說明一些加護病房中常見的疾病，尤其詳述其初始之癥候及疾病發展之過程，其實只要病人自己多點警覺，悲劇是可以避免的。

洪醫師希望透過這本書，讓社會大眾對一些在換季時，常見重症疾病如流感、心、肺及腦部病變的徵兆，能多一點了解，進而做到防患於未然。

理想的醫療體系，從民眾的保健知識、衛生習慣，一直到醫學中心的先進治療，每一環節都不可偏廢。洪醫師的這本書，彌補了其中的一些空白區塊，實屬有心；感於多年情誼與敬佩，特為此序推薦之。

不會撒謊的身體

洪芳明／自序

常常在加護病房接到病人的時候，會覺得很可惜：
「如果他能早有點警覺，會不會就不用多受這些苦？」

以加護病房的醫師來說，照顧過很多重症的病患，可
是我們常常在反省：「有沒有辦法，能夠在更早、就能去
預防到這樣一個病情的惡化？而不至於變得如此棘手與高
危險？」

一個因為流感引發重症肺炎的病人，如果，他開始不
舒服，有一點點喘、覺得整天都很疲憊、想睡覺、完全的
沒有精神，他就應該先到一般的診所，甚至到醫學中心的
門診就醫。可是一般大眾，不當回事的先「拖」看看，經
常都已經拖到很嚴重了，他才來，甚至勞動 119 躺著送來

急診，怎麼都沒想過，不是每一個重症的病人，都可以僥倖度過生死關。

前陣子，一個鼻竇炎病人，拖到後來，造成併發中央神經系統的感染及腦部的感染，這樣的事情，現實生活上是有可能發生的。對我來講，當然會覺得，有沒有可能有什麼辦法？可以很淺顯易懂的提醒民眾，早些有「自我警覺」的意識？能夠讓類似這樣的事情，可以被阻擋掉，不再發生？

在流感流行期間，即便只是感冒開始，也請先到一般的診所去就醫，不要輕忽了自己的不舒服，吃幾顆成藥，或者隨便買咳嗽藥水喝喝，就希望可以把病給解決掉。當你以為，可以自我治療、自我去控制這一些不舒服，但症狀卻是沒有改善，甚至是更嚴重時，你一定要有自我警覺的敏感度，立即就醫，不要等到不行了、撐不下去了，非常嚴重了，才來後悔。

我自己的姊姊，在去年年初時，一個看起來像是感冒的不舒服，在重症流感合併腦炎的前一個禮拜，上完班回家，姊姊都是一直在睡覺，是處在一個極度疲憊的狀況下，全身性的不適疲憊，這已經符合流感的一個定義：

「從有呼吸道的症狀，到有全身的症狀，這就不只是一般的感冒而已。」

在這狀況下，其實已經有嚴重流感的警訊，只不過就是沒去小心留意到，竟然造成了腦炎併發症，即便搶救回來，接續要面對的，會是一個要用「年」來計算的漫長復健過程，而這還是少數能僥倖逃過鬼門關的病人；有些人是連一次回頭機會都沒有，對他的家庭來說，常常造成措手不及與無法彌補的傷害。

如果沒有「自我警覺」好好的去把疾病控制住，或是說，輕忽了惡化的轉折點，是要花更多的療程，才有辦法彌補。有一個工程師，不到 30 歲，身體一向很好，流感併發成重症肺炎，到院時兩側肺葉都受到侵犯，已經到所謂的急性呼吸窘迫症，很嚴重的低血氧的狀況，在經過兩個禮拜的搶救後死亡。

這是我很難忘的一個病例，惋惜一個病人這麼年輕，如果他不要拖，一警覺不對很快就醫，馬上給予治療，他的病情變化，應該不至於那麼猛爆，若能早一點去控制，不管是投予抗病毒性或是抗細菌的藥物，我們可能有機會，可以救回他，不至於命喪黃泉。

　　所有的急重症，當事人自己或多或少都會有一點警覺，這樣子的警覺跟一般所謂的身體不舒服，是有差別的，不會撒謊的身體，所給予的警訊，真的不要等閒視之。比如說頭痛，跟平常時不一樣的頭痛，沒有辦法像以前一樣，吃顆止痛藥就可以解決的；比如說喘，以前是日常生活不會一動就喘，現在就連起坐行臥都會喘。

　　過勞也是一樣，平常時候，你或許工作日都很辛苦很累，可是休息一兩天，覺得 OK 了。可是當你的情緒、工作或是生活壓力，讓你沒有辦法回到一個很常規的節奏中時，那其實代表你有「過勞」的問題。即便是身體一向自認健康，長期過勞，這將會是一個可怕的疾病失控引爆點。

　　因此，以一個重症醫師的角度，我嘗試運用比較白話的方式，跟讀者溝通，這些在換季時，常要跑急診的疾病；讓大家可以多了解些關鍵的醫學常識，可以讓讀者去知道，哪些病程的轉折，是一定要懂得、要小心的自我警覺。

　　這本書得以完成，感謝我的父母、太太與孩子，因為他們容忍了他們的兒子、丈夫與爸爸沒時間回家鄉南投，

長時間早出晚歸，甚至為了看兒子孫子，兩老得自己坐高鐵上台北。

謝謝亞東醫院感染科劉佳穎醫師、耳鼻喉科鄭博文主任、心臟加護病房辛和宗主任、呼吸照護中心許永隆主任和中風醫學會陳龍副祕書長，因有他們的建議與指導，讓這本書更趨完善。

謝謝我的老師，臺大黃勝堅教授，帶領我進入神經重症與臨終人文關懷，讓我了解，除了疾病外，最重要的還是「人」；我要謝謝亞東醫院朱樹勳院長，謝謝您十多年來的栽培與身教，讓我了解，在醫學的道路上，須時時保持精進，並且永不放棄。

大塊文化的 CARE 書系鈴慧主編，若沒有她的盯稿與鼓勵，這本書是無法如期完成；寫書真的很不容易，不過只要能幫上讀者朋友的忙，讓大家更在意留心身體不舒服的警訊，這大半年來的辛苦，還是值得的。

第一章

流行性感冒的警覺

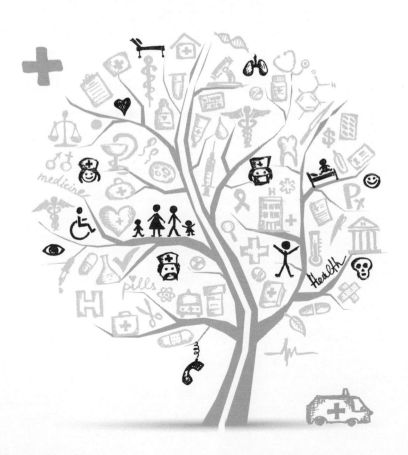

流感、感冒大不同

　　美雲是銀行的櫃檯行員，這一陣子很多人感冒，出門上班從坐公車換捷運，車廂中戴口罩人變多了，咳嗽聲此起彼落的，出入銀行的民眾，又不戴口罩，讓美雲覺得自己不被傳染也很難。

　　昨天美雲念小一的兒子毛毛，放學回家有點發燒，病懨懨的，奶奶忙帶去附近診所看醫師。醫師特別交代：「回家吃藥休息，如果小孩還會說肌肉痠痛、頭痛、頭暈、發燒不退、咳嗽、流鼻水這些都沒改善的話，要小心是流感，得換到大醫院去看看。」

　　這陣子因為流感肆虐，新聞常報導死亡人數攀升，讓奶奶對寶貝孫子的病情非常緊張，直追問醫師：「該不該請幾天病假？還要小心注意什麼？」

　　「大約有兩百多種病毒會引起感冒。」醫師告訴奶

奶：「每年小孩子感冒三到八次，都還好；大人的話，一年四次也還是OK 的。毛毛先請一兩天休息觀察一下，小孩感冒時，病毒多半留在鼻腔分泌物中，病毒存在呼吸道的時間，比大人長，所以打噴嚏是造成病毒擴散的最主要原因。」

「老師說生病就要在家休息，不可以去學校傳染給其他小朋友！」毛毛的年紀，老師說的，是天大地大。

「醫師你就先開個克流感給我家毛毛吃吧！」

「有感冒或流感症狀，就吃克流感，不代表萬無一失。感冒、流感症狀不見得都是流感病毒引起，如果是細菌引發的感冒症狀，克流感就派不上用場。」

醫師拿了張影印的「關於感冒」衛教單張給奶奶，奶奶小心翼翼折好放進包包：「回家一定叫我兒子媳婦好好讀一讀。」

「倒是奶奶您呀──」長年來一直就等同是家庭醫師的門診醫師提醒奶奶：「冬天清早溫度比較低，選擇比較溫暖的時候再出門做運動就好，不必勉強趕在一大清晨出門去運動。記得要多喝水，有助於我們身體代謝毒素。要勤洗手，大家都容易忘記，有不少細菌和病

毒，除了會因為咳嗽時的飛沫傳染，也可以透過接觸傳染。尤其出入公共場所後，回家記得要更換衣物並洗手。」

　　「這點我奶奶管很嚴的，連我放學回家，我爸我媽回家也一樣一直念，念到我們投降為止。」毛毛忍不住插嘴。

　　醫師笑了出來：「那奶奶自己的慢性病，如果控制不好，會使免疫力下降，不利於抵抗感冒喔。」

　　奶奶謹慎的點點頭：「這我知道，老人家感冒一不小心就會變成肺炎很麻煩的，我可不想給自己和兒孫找麻煩咧！」

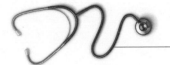

診邊細語

感冒是一種急性上呼吸道疾病的統稱，主要症狀有鼻塞、打噴嚏、流鼻水、喉嚨痛與發燒。一般來說，感冒無需特殊藥物治療，只需補充水分，再多多休息即可，因為大多可自動痊癒，若是真的症狀太嚴重，可以吃些止咳、退燒等緩解症狀藥物來減輕不適。

感冒是許多種非特異性上呼吸道感染的總稱，因此抵抗力較弱的人如嬰兒、幼童、年老體弱或患有慢性疾病的人，或工作上常接觸感冒病患的人，比方醫護人員或大賣場員工……都較一般人容易感冒。

睡眠不足、缺乏休息、過度勞累、加上飲食不均衡、平時無適當運動，造成抵抗力下降，當然容易一再感冒。

雖然一般的感冒在 3-7 天後會逐漸退燒，但一些呼吸系統症狀如流鼻涕、鼻塞、咳嗽常常持續數周。在這段恢復期中，如果——

● 痰的顏色又變成黃或綠色。

● 耳朵痛或耳朵流出分泌物。

● 鼻涕呈現黃綠色、有臭味。

● 又高燒不斷超過 72 小時。

● 頸部僵硬無法低頭。

這些都要考慮可能是耳、鼻、肺部或是腦部，有併發次發性的細菌感染，這時就可能需要進一步檢查，甚至會需要抗生素治療，應趕快向醫師求助。

流感的警覺

流感，是特指由流行性感冒病毒造成的呼吸道感染；嚴重時會引起肺炎、心肌炎、腦炎以及其他併發症。雖然在疾病初期流感一樣有咳嗽、鼻塞等呼吸道症狀，但全身性症狀如：

● 食慾不振。

● 疲倦乏力。

● 肌肉痛。

● 骨頭痛、頭痛、全身痠痛。

● 畏寒發高燒。

流行性感冒病毒所引起的疾病，病毒株種類可以區分為 A、B、C 三型。像 2009 年新流感疫情是以 A 型流感

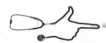

有這些症狀，要趕快送急診：

出現呼吸短促、呼吸困難、發紺、血痰、或痰液變濃、胸痛、意識改變、低血壓，或高燒持續 72 小時以上。

為主，但 2011 年冬就以 B 型為主，每年流行的病毒株都不盡相同。流感病毒的特性，是容易產生突變或基因重組，大約兩三年就有一次小變形，造成小規模流行，流行過後，有抗體的人如越來越多，得到這一型流感的人也就會越來越少。

但之後流感病毒就可能會再變形，約莫在十到三十年間，就可能會出現一個大改變或基因重組，這時因為大多

數人都缺乏有效抗體，所以會造成全世界的大流行，像
2009 年的 A 型（H1N1）就是代表。

若是未能早期診斷或治療，就可能併發肺炎、心肌炎
及腦炎等嚴重併發症，特別是老人家、嬰幼兒或抵抗力差
的人，較易產生嚴重後遺症，甚至死亡。

所以在流行性感冒高峰期，要勤洗手，避免出入人潮
擁擠公共場所，如果一定要到公共場所就請戴口罩以減少
被病毒感染的機會。

有許多孕婦擔心藥物副作用會影響寶寶，不敢吃藥，
因而造成病情延誤。但據 2009 年新型流感顯示，孕婦感
染流感時，產生併發症機會也偏高；所以當家中有孕婦有
感冒症狀時，請立即就醫，由醫師評估是否服用症狀緩解
藥物以及抗流感藥物。

流感的原來如此

- 病程
  一到兩星期有時更長。
- 治療
  一般以症狀治療為主，藥物包括了退燒藥、止咳化

痰藥和對付流鼻水的抗組織胺；抗病毒藥物則由醫
師判斷後給予。

● 好發季節

以每年十月到隔年二、三月，在台灣每年冬季幾乎
都有小流行。所以在流感高峰期來臨之前，應接受
疫苗接種，特別是高危險群以及醫療工作人員。

● 傳染途徑

一般流感病毒輕易地以咳嗽或噴嚏傳播，這就是飛
沫傳染。飛沫微粒可飄散至約兩公尺內的範圍，所
以接觸咳嗽或類流感的人，應戴口罩或避免在 2 公
尺範圍內進行不必要接觸。此外，被飛沫污染的表
面也可能造成接觸傳染，因此接觸病患或進出醫院
前後也要加強手部衛生。

● 潛伏期

一般約半天到 3 天，最長可到 7 天。

● 可傳染期

可傳染期自發燒前一天開始，成人大約持續到症狀
出現後 3-5 天，小孩則可達到 7 天。少數重症病患
或免疫力低下病患則可能持續更久。

● 症狀

咳嗽、鼻塞、打噴嚏、流鼻水、喉嚨痛等呼吸道症狀，常伴隨如食慾不振、疲倦乏力、肌肉痛、骨頭痛、頭痛、全身痠痛、畏寒發高燒全身性症狀。

公費流感抗病毒藥劑使用對象

一、符合「流感併發症」通報病例。

二、孕婦經評估需及時用藥者（領有國民健康局核發孕婦健康手冊之婦女）。

三、伴隨危險徵兆之類流感患者，包括：

● 呼吸急促、呼吸困難、發紺、血痰、胸痛、意識改變、低血壓。

● 兒童之危險徵兆尚包含呼吸急促或困難、缺乏意識、不容易喚醒及活動力低下。

四、重大傷病、免疫不全（含使用免疫抑制劑者）或具心肺血管疾病、肝、腎及糖尿病等之類流感患者。

● IC卡註記為重大傷病或持有重大傷病證明紙卡者。

- 心肺血管疾病、肝、腎及糖尿病之 ICD CODE
  爲 571、250、390-398、410-414、415-429、
  490-519、493、580-588。

五、過度肥胖之類流感患者（BMI ≧ 35）。

六、經傳染病防治醫療網正／副指揮官，認可之類流
　　感群聚事件。

七、高燒持續 48 小時之類流感患者（自 100 年 12
　　月 1 日起至 101 年 3 月 31 日止）

八、家人／同事／同班同學，有類流感發病者（自
　　100 年 12 月 1 日起至 101 年 3 月 31 日止）。

資料來源：疾病管制局

流感重症

　　同辦公室的大奎，感冒了一個多禮拜都沒好，為了趕業績，天天戴著口罩抱病上班。

　　幾天下來隔鄰的小崔也開始發燒頭痛，可是碰上公司好不容易才接下一個頗有賺頭大 CASE，小崔又是忙得不可開交的專案負責人，只能趁著午休跑到藥房買成藥，看症狀能不能緩和下來。

　　連續吃了兩天，小崔覺得好像沒有比較好，加上寒流一波接一波，天氣濕冷，連講起話來，都感覺有一點喘。老李勸小崔：「這波流感頂嚴重的，別再拖了，趕快去看醫師吧。」

　　「應該是我抽菸抽很兇，一時也戒不了，感冒以來已經每天克制自己少抽好幾根了，老菸槍嘛，本來天氣冷就比較會咳嗽，沒關係的啦。」

　　早上開晨會時，林經理覺得小崔怎麼報告說得上氣不接下氣，臉色很差、唇色發黑，堅持要老李陪著到公司附近診所看病。診所醫師一量體溫40度，忙叫老李直接送小崔到大醫院急診。小崔到院時高血壓88，低血壓58，呼吸每分鐘32次，心跳每分鐘140次，體溫又升高到40.5度。

　　照了胸部X光片，小崔心臟有些大、並且有肺水腫現象，抽動脈血做檢查，雖然給予氧氣治療，但血氧仍然不足。心臟超音波發現有心臟衰竭的現象。

　　「急性心肌炎。」老李對著趕到醫院的崔媽媽說。

　　「什麼是急性心肌炎？我兒子還那麼年輕，心臟一向很好的啊？」崔媽媽抓著醫師問。

　　「急性心肌炎是心臟的肌肉發炎，導致心室收縮功能失常的現象，是病毒感染造成的。會發生在各年齡層，40歲以下的成年人及嬰幼兒的心肌炎，大多是急性發作，甚至是猛爆性心肌炎而造成死亡。您兒子這回可能是流感病毒直接侵襲心臟，才會這麼嚴重。」

　　小崔對於強心劑反應不佳，血壓始終不穩定，在跟家屬溝通後，醫師嚴肅的告訴崔媽媽：「決定幫妳兒子

放置左心室輔助器，並投予抗病毒藥物，以及安排心臟
肌肉切片檢查……」

診邊細語

流感併發重症，是以通報的臨床病例來定義，當病人出現類流感症狀後四周內，發生符合以下臨床狀況至少一項者都算是：

- 發生肺部併發症且住院者
- 神經系統併發症
- 心肌炎或心包膜炎
- 侵襲性細菌感染
- 其他：非符合上述臨床症狀，但個案需於加護病房治療，或死亡者，都可被認定為流感重症。

而在流感嚴重併發症中，心肌炎和腦炎是最常造成極差預後的兩大併發症，因此當周遭的人罹患流感且有心肌炎與腦炎的危險症候時，千萬不可輕忽，以免造成無法彌補且需長期復原的後遺症。

心肌炎

「心肌炎」是一種心臟肌肉的發炎，導致心臟收縮功能失常的現象。臨床常見：

- 慢性心肌炎：心臟衰竭進程緩慢，常常讓人輕忽，如果感冒後體力大幅衰退，要小心。
- 急性心肌炎：常常引起急性心臟衰竭。
- 猛爆性心肌炎：症狀病情進展快速，而且生命徵象迅速變差。

臨床上胸部 X 光可發現心臟擴大、肺水腫。心電圖可能出現心跳過快或過慢、心律不整、傳導中斷或異常、

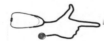

心肌炎的警覺：
發燒、心跳加速、呼吸急促、臉色蒼白、胸痛，甚至休克。

心肌缺氧等的變化。心臟超音波常顯示心臟擴大且心室收

縮功能不良。

　　一般治療以支持性療法爲主，爲維持病患血壓及血氧
穩定，常需使用強心劑與呼吸器治療，以維持足夠的內臟
組織灌流。倘若要治療猛爆性心肌炎，可能需要主動脈內
氣球幫浦和葉克膜的治療，但預後不佳，常會因血壓過
低，多重器官衰竭，或併發敗血症而死亡。

　　目前文獻報告指出，靜脈注射免疫球蛋白和類固醇的
效果雖未定論，但對於病理報告則有多核形細胞或淋巴球
漿細胞，浸潤於心肌細胞的急性發炎病人，部份報導顯示
可能是有幫助的。

猛爆性心肌炎

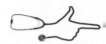

> 猛爆性心肌炎的警覺：
>
> 發燒，有些胸痛、心跳快、頭暈等一般感冒不常見的表現，有時像是急性心肌梗塞。

　　猛爆性心肌炎經常來勢洶洶而導致死亡，甚至是「猝死」的病患也常被懷疑是猛爆性心肌炎。許多健康而無過往病史的病人，常因流感病毒感染，造成心臟功能失常，因而引發生命徵象不穩定，其病情進展之快速，常令人措手不及。倘若病人已進展至頑固性心臟衰竭則需考慮心臟移植。

　　看似一般常見的感冒，如果有胸痛、心跳快、頭暈等一般感冒不常見的表現，一定要格外小心，因為猛爆性心肌炎的臨床表徵，常常是千變萬化。倘若能早期發現早期治療，度過心臟功能失常的急性期，甚至可能完全康復。

如何避免感冒合併心肌炎

- 預防病毒感染，特別是感冒和腸道病毒感染。
- 容易感冒的人平時應注意營養、多休息避免抵抗力下降，適當運動以提高身體抵抗疾病能力。
- 每年施打流感疫苗。
- 在流行感冒期間更應注意個人衛生，勤洗手、少出入公共場所，減少病毒感染機會。
- 感冒時要多休息，避免過度勞累和及早就醫，特別是嚴重的病毒性感冒時，如果有感冒不常見的症狀應立即就醫。

喉嚨痛

　　安安是小六的學生，咳嗽了兩天，回家抱怨前後左右同學都在感冒：「我先預告喔，要是我被傳染，別罵我不聽話、不多穿件衣服。」

　　隔沒兩天，安安開始食慾不好，說喉嚨痛、吃不下東西，無精打采的，一量安安體溫在 38 度多，媽媽忙帶到小兒科診所求診。

　　「看起來扁桃腺有紅腫，沒有化膿，是病毒性感染機會比較大，雖然有點發燒、咳嗽、喉嚨痛，還好呼吸不喘，看起來是急性咽喉炎。家裡和學校，有其他人和你一樣嗎？」

　　安安點點頭。

　　「家裡沒人感冒，倒是他說班上小朋友都在咳嗽擤鼻涕。」

　　「回家先吃藥，看看症狀能不能緩和下來，如果持續畏寒且高燒超過 39 度不退，48 小時後一定要到大醫院檢查，萬一有呼吸困難、而且會流口水、嘴巴張得很大，一定馬上要到大醫院去急診。」

　　「不就是扁桃腺發炎嗎？」媽媽緊張了：「怎麼會搞得好像很嚴重咧？」

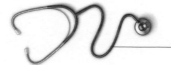

診邊細語

　　喉嚨，就是咽喉腔，位置在鼻腔後部和口腔後部到往下一點接近聲帶的喉部。喉嚨痛，指的就是這個地方痛；而咽喉炎，指的是喉嚨部位的發炎，一般多為急性的病毒和細菌感染而引起。

　　在咽喉部發炎有時會和會厭軟骨炎有類似症狀，但兩種疾病的嚴重度完全不同。會厭軟骨，是位於氣管和食道上方交接處的「活動蓋子」，可以防止食物嗆入氣管；倘若此處軟骨活動功能失靈或因發炎而腫脹時，會造成吞嚥和呼吸困難。緊急時可能需要進行氣管內插管、或氣管切開術以維持呼吸道暢通。常有些急性會厭炎被誤認為感冒喉嚨痛，在每年冬末初春換季時，應特別注意，否則有性命危險。

急性咽喉炎

急性咽喉炎是最常見的上呼吸道感染，多發生在季節交替時，所以，當我們得到急性咽喉炎時，會讓我們覺得喉嚨很痛、吃喝都難以下嚥，嚴重時甚至會造成呼吸困難。

在口咽部的兩側、在咽喉後壁及舌根部都有扁桃腺及周邊的淋巴結，這些淋巴組織可以說是我們的上呼吸道防衛者，保護呼吸道不受病菌的侵入。

因此當有病菌入侵造成這些淋巴組織發炎時，會使咽喉部產生紅腫熱痛的症狀，這就是扁桃腺炎。臨床上和一般說的急性咽喉炎不易區分，其病原體可能是病毒或細菌感染而引起。

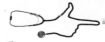

急性咽喉炎的警覺：

喉嚨痛和發燒，有些會有咳嗽、頸部淋巴結腫大。若有高燒不退，呼吸急促等症狀，應及早就醫。

　　根據統計每年至少有 40%的人曾經罹患急性咽喉炎，常見的症狀是輕微發燒和喉嚨痛，一般而言並不太會影響正常生活。常見致病病毒的潛伏期為 1-5 天，症狀一般在 48 小時內最嚴重，絕大部分的症狀大約在 2-3 天就解除。

　　約有 30%的病人會合併咳嗽，約有 70%急性咽喉炎，是由病毒感染造成，但倘若是由腸病毒或是流行性感冒病毒造成的急性咽喉炎，常有持續較久的高燒現象。一般看診醫師會需要鑑別診斷到底是細菌性感染或病毒性感染？有沒有其他併發症產生？倘若是細菌性感染，一般需要使用抗生素治療：

- 如果是 A 型鏈球菌引起的扁桃腺炎，因常發生心臟或腎臟的併發症，一般必須持續治療十天才能根治。

- 如果是病毒性感染，一般不需要使用抗生素治療。倘若有高燒不退，呼吸急促等症狀就要考慮有嚴重併發症的可能性，應及早就醫。

- 如果得了急性咽喉炎時可以多喝水、吃適量止痛退燒藥以緩解喉嚨痛和發燒、要多休息、儘可能不要抽菸、不要吃刺激辛辣的食物；如此的話，一般都

可在幾天內自行痊癒。

由於急性咽喉炎多為飛沫傳染，因此最好的預防是注意個人衛生，勤洗手、少出入公共場所，減少病毒感染機會。

急性會厭炎

會厭軟骨，是位於氣管和食道上部交接處的「活動蓋子」，可防止食物嗆入氣管，倘若病患得了急性會厭炎，這時會厭軟骨便會腫脹，堵塞氣管，造成呼吸困難、呼吸衰竭。臨床上進展迅速且猛爆，嚴重者在幾個小時內就會堵塞呼吸道，造成病患的呼吸衰竭甚至死亡。

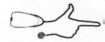

急性會厭炎的警覺：

喉痛、吞食物痛、發燒、聲音變低沉、呼吸困難、流口水。

急性會厭炎的常見致病細菌為 B 型嗜血性桿菌、金黃色葡萄球菌、鏈球菌、肺炎雙球菌等常見呼吸道感染的

細菌；傳染途徑多為飛沫傳染。因此最好的預防方法：

- 保持良好的呼吸道衛生習慣。
- 於流行季節避免出入人多或通風不佳的公共場所，出門時戴好口罩。
- 勤洗手，注意個人衛生，以減少感染機會。

小孩急性會厭炎，好發於 2-5 歲學齡前的小孩，成人急性會厭炎則較罕見，好發於 20-40 歲的成人，男女的發生率差不多，可發生於一年四季。但因臨床症狀和一般咽喉炎相近，但常病程因進展迅速造成呼吸衰竭，醫師和病患間，對疾病認知落差大而常造成糾紛與爭議。

急性會厭炎的主要症狀為喉嚨痛、吞嚥痛、流口水、發燒、聲音變低沉、呼吸困難。小孩因無法明確表達症狀，僅以哭鬧表現，且因喉部開口比較小，小孩的急性會厭炎進展相當迅速，往往呼吸道症狀一出現，在 2-6 小時內便會有呼吸困難、呼吸衰竭，甚至死亡，需相當注意有無危險症狀出現。

罹患急性會厭炎的病童，常不願躺下休息而且坐得挺直，將身體往前，頭後仰，嘴巴張得很大並且會流口水。

這是因為會厭腫脹，無法呼吸。若有上述症狀出現時，需儘速就醫以確診。

治療上，醫師通常以抗生素和維持呼吸道暢通為主，倘若已嚴重到影響正常呼吸，則需進行氣管內插管或緊急氣管切開術，以維持呼吸道暢通治療為重點。氣管插管通常放置 24-48 小時，待病情好轉時便可拔除。

中耳炎與鼻竇炎

　　小一的秀芸，跟著班上小朋友一起趕上感冒大流行，也吃了克流感，發高燒是有好一些，但她始終病懨懨的在家休息。

　　一周後，秀芸體溫從 38 度飆到 39 度多，可是咳嗽也不厲害，流鼻水也比較好了。「怎麼會這樣？我們還是趕快送小孩去急診吧！」

　　「我女兒上禮拜得了流感，看了醫師也吃了克流感，可是燒怎麼還一直退不下來？」秀芸媽媽好焦急。

　　「胸部 X 光看起來沒有肺炎，尿液檢驗肺炎雙球菌也是陰性，倒是右邊耳朵看起來有鼓膜紅腫，還好還沒有積水化膿，這是急性中耳炎，我會先開抗生素治療再到門診追蹤。」

　　聽急診醫師說明，秀芸爸爸鬆了口氣，媽媽懷疑的

追問：「醫師，我女兒會不會是前幾天新聞有在說的鼻竇炎啊？」

「小妹妹的鼻涕是透明的，鼻竇檢察查起來也不痛，鼻竇炎看起來不像。」

「還好還好，聽說鼻竇炎，可是很麻煩的病耶。」秀芸爸爸憐惜的摟著女兒：「還是再請兩天假，待在家多休息吧。」

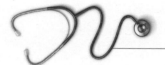

中耳炎

是小孩最常見的疾病之一，以「急性中耳炎」及「積液性中耳炎」為主。兩者可以單獨發生，也可以急性中耳炎後續發積液性中耳炎，是常見的小兒感冒併發症。

急性中耳炎

小孩因無法用言語表達，所以常哭鬧不安、食慾不振或用手去拉扯耳朵，幼兒及兒童常因上呼吸道感染併發此病。在成人常見症狀則為發燒、耳鳴重聽、耳朵痛。

急性中耳炎的細菌，與常見引起急性咽喉炎的細菌相同，可引起化膿和出血的現象。所以在耳鏡檢查時，常見不同程度的鼓膜紅腫；如果急性中耳炎沒有適當治療常引

起失聰或其他嚴重的併發症。因此急性中耳炎，須治療追
蹤到鼓膜恢復正常。

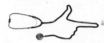

　　急性中耳炎的警覺：
　　發燒、嚴重頭痛、感覺耳朵內腫脹、耳鳴重聽、
會有膿流出感覺。

　積液性中耳炎
　　積液性中耳炎，會使聽力稍微變差，有時症狀輕微時
不易察覺，很多小孩是由老師發現聽力下降而就醫。

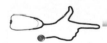

　　積液性中耳炎的警覺：
　　小孩感冒後哭鬧不安、食慾不振、發燒不退以
及聽力下降。

　　幼兒及兒童容易罹患積液性中耳炎，多因急性中耳炎未完全治癒，一般只是以聽力下降來表現，於耳鏡下可發現多樣性鼓膜變化及鼓膜後有積液，積液性中耳炎有可能在三個月內會不藥而癒，倘若聽力無法回復，須將鼓膜切開放置通氣管，使得耳朵排出積水，聽覺一般可以恢復。

　　與兒童不同的是，成人較少罹患積液性中耳炎。積液性中耳炎有可能會不藥而癒，倘若聽力無法回復，須將鼓膜切開放置通氣管，使得耳朵排出積水，聽覺一般可以恢復。若成人罹患積液性中耳炎時，須小心是否為鼻咽癌所引起。

鼻竇炎

　　鼻竇炎的症狀為鼻塞、鼻涕濃稠、鼻涕倒流、嗅覺功能減退、臉部腫痛感、頭痛、口臭、牙齒痛、咳嗽等。因症狀和感冒非常相似，也常因上呼吸道感染引發急性鼻竇炎，因此常被忽視而延誤治療。當出現鼻竇炎症狀時，一定要儘早治療，才不會引起如腦膜炎的嚴重併發症。

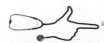

鼻竇炎的警覺：

鼻塞、鼻涕濃稠、鼻涕倒流、嗅覺功能減退、臉部腫痛感、頭痛、咳嗽、口臭、牙齒痛等。

鼻竇炎會引起的併發症

- 眼部蜂窩性組織炎、眼膿瘍、失明。
- 顱內併發症如腦膜炎，腦膿瘍等則比較少見。

這些併發症，不論在急性或慢性鼻竇炎，都可能會發生，是急迫、必須立即處理的問題。醫療上，治療急性鼻竇炎常需給予 10-14 天的抗生素治療，倘若使用第一線抗生素無效或症狀加劇時，可以考慮改用第二線抗生素，在兩個星期的治療後若改善未完全，可以考慮再使用 10-14 天的抗生素治療。

其他的輔助藥物包括化痰藥物可幫助鼻黏液的排除，至於抗組織胺、類固醇以及去充血劑有時也會被使用，不過目前仍未有定論，因爲這些藥物被認爲對鼻竇炎之症狀

並無加速改善之效。

　　如果是急性鼻竇炎無法儘早治療，除了可能會變成慢性鼻竇炎外，還要注意併發症的發生。也因鼻竇分布於前額、眉心、兩側臉頰靠近眼眶處，是故偶有鼻竇炎引發眼部蜂窩性組織炎，或腦膜炎的病例被報導。

鼻竇炎的預防

● 平時注意保暖、多運動、規律的生活作息。

● 少出入公共場所及人潮擁擠之處、注意個人衛生。

● 配合施打流感疫苗，達到預防感冒之目的，才能有效降低鼻竇炎之發生率。

　　對於鼻竇炎患者，除了配合醫師之治療外，冬天天冷乾燥，可戴上口罩保持鼻腔濕潤；夏天少出入冷氣房、宜多補充水分、避免到空氣不流通的場所。

第二章

心臟疾病的警覺

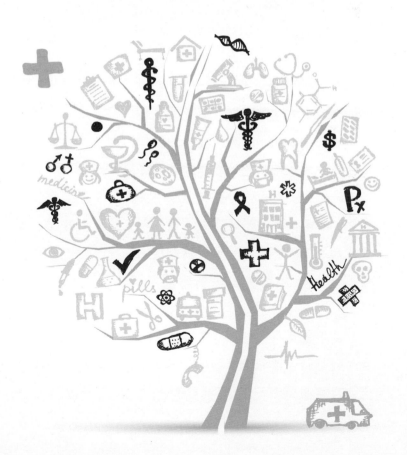

心臟衰竭

　　最近天氣很反覆，陰晴不定，早晚溫差又大，58歲的陳太太，是位家庭主婦，這一個禮拜以來，走路會喘而且很常咳嗽。陳先生要她給隔壁診所王醫師看看，可是陳太太認為只是天氣變冷，多休息就好。

　　158公分高的陳太太，因為小孩大了，又在外縣市工作，這兩三年生活較空閒，體重也就直直上升到七十多公斤。王醫師量過陳太太血壓後，直接告訴這位老鄰居：「有高血壓喔，要控制體重，得開始吃降血壓藥了。」

　　長年烹調一家五口份量菜色的陳太太，總改不掉採買和做菜的習慣，往往剩菜一餐又熱過一餐的吃。陳先生總在吃飯時說她：「菜夠我們兩個人一餐吃就好，少做點，別老是在吃些菜尾。」

陳太太倒是回得理直氣壯：「別浪費食物，是我吃又沒叫你吃，反正年紀大了，身材走樣我不在乎，沒關係。」

咋晚起陳太太咳得更厲害，覺得呼吸好喘，躺都躺不下去，整晚沒辦法好睡。一早起來，陳先生看太太臉色不對，忙押著到隔壁找王醫師看診。結果一量血壓，高血壓 105 低血壓 56，心跳高達 145 下，而且極度不規則。

「趕快送大醫院急診，做心電圖、照 X 光片。」王醫師要他們千萬別再耽誤。

急診檢查報告一出來，醫師告訴陳先生：「陳太太是心臟衰竭，要再更進一步檢查心臟的功能，看看是否有其他問題？」

陳先生緊張到結巴：「什麼、什麼意思？心臟衰竭？那就是病危了嗎？」

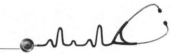

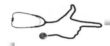

心臟衰竭的警覺：

- 喘：在活動時會喘，睡覺或休息時會突然驚醒，睡覺時無法躺平，需坐直睡或頭墊枕頭睡，睡覺醒來仍異常疲憊。

- 持續的咳嗽或氣喘：而且帶有白色或血絲的痰。

- 水腫：小腿、腳踝、腳部和腹部出現水腫，穿鞋子會比平常緊。

- 疲累：身體時時刻刻感到疲累，無法進行日常活動如走路、爬樓梯、逛街、提重物、缺乏食慾、噁心、心跳過快、甚至心律不整。

有些人平時身體健康，或許因心肌梗塞、心肌炎，送抵急診治療時就已是心臟衰竭；有許多慢性肺病病患，也常合併與心臟衰竭相同的症狀。

「心臟衰竭」是指心臟喪失部分功能，或是心臟功能衰退，不管是任何原因造成心臟肌肉受損或負荷過度，因而無法輸送足夠的血液，以滿足整個身體的需求。也因為血液攜帶氧氣，心臟衰竭的病患常以「喘」來表現心臟功能衰退。

一般心臟衰竭是從心臟的左心室開始，因為左心室是心臟最主要的幫浦。也因為左心室心臟衰竭的出現，造成心臟無法打出身體正常需求的血液到身體各器官。

有突發性的心臟衰竭症狀，最好能住院幾天，在醫院可以取得較多的藥品，來改善心臟泵血功能和減輕症狀，也可以方便使用氧氣面罩，嚴重的心臟衰竭病人，可能長時間都得使用氧氣面罩來幫忙改善症狀。

治療心臟衰竭要講究用藥上的平衡，某些病例還得依靠裝置，才能適當的控制好心跳和收縮。一般醫師會建議用外科手術來治療，包恬：冠狀動脈繞道手術、心臟瓣膜做修補或置換、植入式心臟去顫器、人工心臟左心室輔助

裝置、心臟移植、裝置雙心室節律器等等。

你有這些風險因子嗎

只要單獨一項風險因子，就有可能造成心臟衰竭，倘若具有多重的風險因子，一定會增加致病的危險：

● 冠狀動脈心臟病：

變狹窄的冠狀動脈，無法提供足夠含氧的血液，造成高血壓與心臟衰竭。

● 過去心肌梗塞病史：

因為心肌梗塞病史可知，壞死的心肌已無法回復心臟泵血能力，無法如過去一樣泵出足夠血液。

● 高血壓：

無法控制的高血壓病患的心臟，會有 2-3 倍的機會引起心臟衰竭，高血壓使得心臟更大且更弱。

● 不正常心臟瓣膜：

使得每次心臟跳動中的瓣膜，無法完全開關。

● 心臟肌肉疾病：

如擴張性心肌病變、增生性心肌病變或心肌炎。不論是酒精、或是藥物、病毒，均可使心肌受損因而

　　增加心臟衰竭風險。

● 先天性心臟病：

　因為先天心臟結構有缺陷，造成健康心肌做工更辛苦。

● 嚴重肺疾病：

　因為肺部做工不足，導致心臟需做更多工，才能維持身體基本需氧量。

● 糖尿病：

　會導致高血壓、高血脂以及動脈粥狀硬化，均會增加心臟衰竭的風險。

● 睡眠呼吸中止症：

　為高血壓、糖尿病以及心臟衰竭的危險因子。

● 嚴重貧血甲狀腺亢進以及心律不整。

　　　　　　　　　　　　　資料來源：美國心臟科醫學會

心臟衰竭「慢性」與「急性」之分

慢性心臟衰竭的症狀

● 用力搬重物時，甚至連躺臥時，都會感到呼吸急促、呼吸困難。

- 身體常感到疲累和虛弱。
- 小腿、腳踝和腳部出現腫脹（水腫）。
- 心跳過快或心律不整。
- 出現經治療無效的咳嗽或氣喘，而且帶有痰或血絲。
- 腹部有腹水的腫脹。
- 會因突然間水腫，體重增加。
- 沒有胃口、噁心。
- 注意力不易集中，或反應遲緩。

急性心臟衰竭的症狀：

- 症狀同所有的慢性心臟衰竭相同，只是來得突然，病情比較嚴重或是迅速惡化。
- 突然間出現全身水腫，特別是受重力端如下肢。
- 心跳過快或心律不整、心悸。
- 短時間內出現嚴重的呼吸急促，咳出帶血帶泡沫的黏液。
- 如果是突發性心臟病引起的心臟衰竭，會出現胸痛。

要小心的併發症

心臟衰竭病患的預後，常和罹病的原因、病情的嚴重程度、個人危險因子的多寡，當然年齡、體重、酒精、菸草與藥物濫用都有相關，併發症包括：

● 腎臟損傷：

心臟衰竭會讓心臟減少對腎臟供血，如不好好治療心臟衰竭，可能初期只是腎臟損傷，最後卻造成腎臟衰竭，如果是心臟衰竭引起的腎臟衰竭，最後只能靠洗腎來排除腎臟毒素與過多水分。

● 肝臟損傷：

心臟衰竭會造成血液鬱積在肝臟，造成肝臟負荷過大，鬱積會導致出現肝臟硬化，而使得肝臟無法正常運作。

● 心臟瓣膜出問題：

心臟衰竭造成血液和水液過度鬱積在心臟，也因為過多水分造成心臟瓣膜受損。

● 出現突發性中風或突發性心臟病：

心臟衰竭的心臟，血流要比正常的心臟慢，因此容易

產生血塊或血栓，也因此可能會增加突發性心臟病或突發
性腦中風的危險，可能因而導致猝死。

　　在醫師診察心臟衰竭時，會先對病人做身體檢查，了
解病人過去的健康情形，有無過敏史、開刀史以及住院
史，看看有沒有風險因子？

心臟衰竭的檢查

- 檢查下肢以及腹部是否有積水？
- 聽心臟是否有不正常的聲音？
- 聽肺臟是否有積水的聲音？
- 做全身性的實驗室檢查如抽血、胸部 X 光、心電
  圖、心臟超音波、運動心電圖檢查、心臟電腦斷層
  掃描、心導管檢查。

　　這些檢查能檢測出心臟的力量，看看是否有心臟衰竭
和心臟瓣膜的健康狀況。倘若心臟衰竭進入到慢性發展
期，一般需要長期治療，症狀才能得以獲得控制。

　　這些患者經妥善治療後，症狀和心臟功能都會得到改
善，生活品質也獲得提升，但是心臟衰竭是隨時可能會發
作進而危及生命，因此當嚴重的心臟衰竭患者病情持續惡

化時，可能需要靠主動脈內氣球幫浦、葉克膜甚至心臟移植來維持生命。

如何和醫師溝通

下面這些問題，是心臟衰竭病患應該與醫師溝通的，可以試著列張表與看診醫師討論，不要害怕向醫師提問，把握這些原則，可以使彼此溝通更為有效：

- 過去病史、過敏史、開刀史以及住院史：
  如果換新的看診醫師時，要把以往之病史完全讓他知道。
- 現階段服用藥物清單：
  如果換新的看診醫師時，要把現階段服用藥物告訴他，能將過去服用藥物一併告知更好。
- 將最近體重的變化告訴醫師：
  突然增加的體重，可能是水腫的前兆，一定要告訴醫師。
- 將最近的血壓變化告訴醫師：
  可將家中量測的血壓，記錄下來提供給醫師參考。
- 你應該向醫師提問的問題：

我的心臟衰竭程度是輕微還是嚴重？我的心臟衰竭
在未來的幾周、幾個月、幾年的變化會是如何？

● 我的日常生活會有改變嗎？可以工作嗎？可以打高
爾夫球嗎？可以有性生活嗎？只要有日常活動是你
關心的，都應詢問醫師。

● 有什麼症狀發生、或是變差時，應該馬上到醫院或
急診？

● 對於醫師開立之藥物或建議，不清楚處都應詢問。

倘若每一個心臟衰竭的病患，都能了解自己身體的現
況，也能清楚醫師開出之醫囑與建議，良好的醫病雙向溝
通，定能促進病患身體的穩定與健康。

改變生活方式與調養

改變造成心臟衰竭的生活方式，通常能減輕症狀和防
止病情的惡化，建議必需做到：

● 停止吸菸：
吸菸會造成冠狀動脈收縮、容易造成血栓阻塞血
管、降低血中含氧量和使心跳加速，因為血中含氧
量降低，常使心臟衰竭惡化。

● 每天量體重並保持健康的體重：

每天早晨在排尿解便後，吃早餐前量體重，如果一天體重增加超過 1.5 公斤就要告知醫師，體重增加代表的意義，就是身體出現鬱積水分，就醫時，應將每天的體重紀錄提供給醫師參考。

避免體重超重，BMI 正常範圍是 $18.5 \leqq BMI < 24$，BMI 計算方法，是以體重(公斤)除以身高(公尺) 的平方。

● 限制鈉的攝取：

過量的鈉會使水分鬱積在體內，使得心臟負荷過大，因而容易心臟擴大進而造成小腿、腳踝、腳部和腹部出現水腫。鹽的主要成分是鈉，因此心臟衰竭的患者建議的每天鹽分攝取量最好不要超過 2 公克，並且需將食品中都已有添加鹽分的問題一併考量。

● 節制脂肪和膽固醇的攝取：

節制飽和脂肪（特性為室溫之下呈固態之油脂，包括動物性與植物性油脂）、反式脂肪(薯條、甜甜圈)和膽固醇的攝取，吃進高脂肪和高膽固醇（豬腳、

豬腦、蛋黃和魷魚），是造成冠狀動脈心臟病的原因之一，而冠狀動脈心臟病則是導致心臟衰竭常見的原因。

● 飲酒和喝水都要有節制：

心臟衰竭的患者，要控制每日飲用的水量，因為衰竭的心臟，並無法將過多的水分排出。而酒精可使心肌受損，心臟衰竭的患者，建議不要喝酒。

● 運動：

適度的運動，可使心臟肌肉獲得訓練，若平常很難抽出時間運動，步行是很好的選擇之一。但建議選擇運動項目前仍應與醫師討論。

● 減輕生活壓力：

過度的壓力，會使心跳加速，使得心臟衰竭更加惡化，所以儘可能幫自己找個紓壓的方法。

● 良好睡眠：

讓自己擁有良好睡眠的睡眠品質，也可防止心臟衰竭病情的惡化。

防止心臟衰竭發生，最重要就是避免擁有罹病的危險因子。只要不抽菸、控制高血壓、避免高膽固醇食物、控

制好糖尿病、多運動、保持標準體重，並調適好生活的壓力，當可避免心臟衰竭發生。

急性心肌梗塞

「奇怪了，最近怎麼老是覺得下巴痛、胸痛？」38
歲小林是一位車床機具的 Top Seller，業績在全公司所
向無敵。

「只有兩種可能啦──」同在業務部的老李半開著
玩笑：「應酬多嘛，所以呀，我看你就檳榔少吃一點、
少夜夜笙歌一點，錢是要搶著賺沒錯，命還是多少顧著
點。」

「拜託喔，我四十歲不到，只是這陣子在業績競賽，
拚得太累了，等我再度蟬聯冠軍後，好好休息一下就沒
事了。」小林說得不以為意。

今天一早，老總苦著臉向同仁宣布：「小林昨晚請
客戶在夜店狂歡時，突然說胸部刺痛、頭暈目眩，話沒
講完人就昏倒被送急診了。」

「半夜我和老總趕到醫院，醫師說小林高血壓85低血壓只剩40，心跳45下，極度不規則，心電圖檢查出來是急性心肌梗塞。」業務部經理邊說邊搖頭：「可憐小林媽媽哭得死去活來的。」

在醫師緊急執行心導管後，進入加護病房觀察治療的小林，一直昏睡著沒醒。林媽媽儘管不是會客時間，也守在加護病房走廊不肯離開。一看到主治醫師就上前攔著問：「我兒子危險期過了沒？他還不到四十，連婚都沒結，怎麼會變這麼嚴重？」

「現在妳兒子有用少量強心針維持生命跡象，心跳還是偏慢，我們還要觀察心臟酵素趨勢、心臟功能恢復狀況、心跳也還要看穩定不穩定，然後決定要不要放心臟節律器？」

「放心臟節律器？」

老總大驚失色：「小林不是還很年輕嗎？」

林媽媽被嚇到了：「這孩子，前陣子公司健檢報告出來，說他膽固醇、三酸甘油脂偏高，原本的血壓高也沒控制好，報告有要他到門診去進一步追蹤，他還不當回事。這三年為了拼業績，沒日沒夜的不肯好好休息，

應酬又多，體重慢慢增加到八十幾公斤，我也有念他
呀，他就是不聽話……」林媽媽哭到說不出話來。

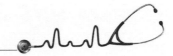

診邊細語

　　心臟好比是身體內的幫浦,將血液輸送至各組織器官,其位置在胸腔的左下方,約略一個拳頭大小,其中最重要的血管就是「冠狀動脈」,供給心臟營養與氧氣。心肌梗塞指的就是冠狀動脈,發生了阻塞,導致心臟肌肉無法獲得足夠的營養與氧氣,進而引起心臟肌肉壞死與心臟功能異常,急性心肌梗塞常導致病患喪命。

　　急性心肌梗塞,常常發生在高度壓力下,例如生氣、興奮等激動情緒時。一般在換季,溫差極大時急性心肌梗塞也常發生,所以當寒流來臨時,有心臟病史的病患,保暖與避免外出就變得特別重要。

　　近年來由於飲食習慣改變,台灣患有高血壓、高血糖

糖尿病、高血脂的「三高」病患比例逐漸增加，加上現代
化生活步調快、壓力大，也因此心血管疾病的發生年紀，
逐年下降。然而許多人，仗著自己年輕，不了解自己已罹
患心血管疾病，也不注意急性心肌梗塞發作前之前兆，常
因此延誤就醫造成死亡。

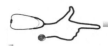

急性心肌梗塞的警覺：

　　最常見、最重要的症狀是胸痛！

● 一般以左胸為主，可能會延伸到左肩、左手或
　下巴部位。疼痛狀態比一般心絞痛更嚴重，持
　續時間更長。通常服用「硝化甘油」無法緩解、
　或只能部份緩解疼痛，有時還會伴隨冒冷汗。

● 心臟功能較差的，可能會出現呼吸困難的症狀。

● 病情輕微的，可能只是感到有點胸悶。

● 嚴重的病人，可出現嚴重心律不整，發生猝死
　或出現休克、肺水腫、心臟衰竭而死亡。

　　急性心肌梗塞，最常在有冠狀動脈心臟病的病人身上發病，並且造成心臟受損而引發心臟衰竭現象，這時便會有運動能力下降、喘的症狀，進而影響日常生活。正因如此，平日應維持良好的生活習慣與作息、多適度運動、建立少油少鹽少糖的飲食習慣，控制好體重，並遠離菸酒，只要一發現有心肌梗塞症狀時，應警覺並及早就醫。

搶救的黃金時間

　　根據文獻顯示，急性心肌梗塞的急救時間，是為降低死亡率的重要關鍵。不論是使用血栓溶解劑、藉由緊急冠狀動脈氣球擴張術、或是置放支架，倘若能在 12 小時內打通阻塞的冠狀動脈，均能降低心肌梗塞死亡率。如果發作超過 12 小時以後才送到醫院，心臟肌肉受的傷害則會因太嚴重而無法復原。

　　根據美國 2005 年－ 2008 年的統計，30 天平均死亡率為 16.6％。擁有較多危險因子的病患，死亡率較高。現在台灣也因急重症的發展，打通阻塞的冠狀動脈的速度愈來愈快，因此不少醫院急性心肌梗塞的死亡率均小於 5%。

　　倘若有心臟病史患者出現胸痛症狀，含舌下硝化甘油無效時，應立即就醫。至於急性心肌梗塞病患的預後常與梗塞範圍的大小、代償側支循環的產生，以及治療是否及時有極大關聯。

　　心肌梗塞後之併發症相當多，包括心律不整、二尖瓣脫垂、心臟中隔破損、心臟破裂、心室壁瘤、心臟停止甚至猝死等均有可能發生。嚴重併發症如心臟衰竭或休克，預後皆差。

冠狀動脈心臟病的危險因子

　　至於心肌梗塞的預防，根據美國心臟協會的建議，20歲以上的人，就應開始預防心肌梗塞的發生。要注意自己是否擁有危險因子？如果你已擁有某些危險因子，那你就必須保持你的危險因子在正常範圍內，以避免心肌梗塞的發生，危險因子包括：

● 年齡：

　　大於45歲的男性，以及大於55歲或停經後的女性。

● 性別：

　　男性有較高的罹病率。

● 家族史：

家族有心臟病。

● 抽菸：

抽菸者比不抽菸者高 2-4 倍罹病率。

● 高血脂：

總膽固醇不要超過 200mg/dL，不好的膽固醇（低密度膽固醇）最好低於 130mg/dL，如果是擁有多種危險因子不好的膽固醇，最好低於 100mg/dL，而好的膽固醇（高密度膽固醇），男性至少要 40mg/dL 以上，女性要在 50mg/dL 以上，三酸甘油脂最好低於 150mg/dL。

● 高血壓：

會造成心臟負荷，進而發展成冠狀動脈心臟病。

● 肥胖或過重：

會使血壓上升，會增加心臟負荷。

● 糖尿病：

血糖控制不好，會增加心臟病罹病率。

在上述危險因子中，擁有除了性別外，擁有三個及三個以上危險因子的人，就要小心冠狀動脈心臟病的發生。

要控制生活型態，預防疾病發生，定期健康檢查，提早偵測提早治療。

生活型態控制

- 避免過度壓力。
- 限制飲酒過量。
- 不抽菸。
- 控制體重，如有過重則應減重。
- 控制高血脂，低密度膽固醇建議控制在 100mg/dl、甚至 70mg/dl 以下。
- 控制高血壓，控制在 130/85 毫米汞柱以內，如能在 125/80 毫米汞柱以內更佳。
- 控制糖尿病
- 飲食以少油、少鹽、少糖和多纖維為準，亦應攝取足維他命和礦物質。
- 適當的運動，每日至少應慢步走 20-30 分鐘。

關於「心臟節律器」

當心臟無法維持正常節律時，置入心臟節律器，就是

將導線置入心臟，藉由電流的傳導，刺激心臟，使心臟能夠正常的收縮。一般可分為暫時性心臟節律器和永久性心臟節律器。

暫時性心臟節律器的主機電池在體外，常在心臟手術後或緊急情況要維持正常節律時使用。永久性心臟節律器的主機電池則要植入皮下，當傷口癒合後就看不到機器，當電池幾年後沒電時，再切開皮膚更換電池主機。現今的心臟節律器已經縮到像火柴盒大小，並且在導線尖端的類固醇儲存槽，可以緩慢釋放類固醇並降低植入時所引起的發炎反應。

心臟節律器的使用

- 身上有裝心臟節律器的人不用擔心由微波爐和電毯等一般電器、或是機場金屬探測器所發出來的電磁波干擾。
- 一般商店門口的防盜門的電磁波干擾也沒什麼問題。
- 不要太靠近某些會產生強力磁場的地方，例如核磁共振造影機，就可能出現問題。
- 不要把行動電話放在胸前的口袋。

● 如果有問題，只要遠離強力磁場處就可解決，心臟
　節律器很少會因此而受到損壞。

心律不整

　　爲了趕畢業論文，琇華經常熬夜，咖啡也每天至少三杯、五杯的猛灌，不知道是不是太累了，偶爾會覺得心臟怦怦跳得很快、且心跳不規律。

　　這幾天好像感冒了，琇華在租屋附近診所看醫師，沒想到醫師很嚴肅的問：「會不會喘得很不舒服？會不會覺得心跳快或是胸悶？」

　　「還好吧？只是偶爾會一下下，我不會有什麼大問題吧？」琇華也緊張了起來。

　　「如果有不舒服，要趕快到大醫院檢查。」醫師邊寫病歷邊交代。

　　「搞什麼飛機呀？窮緊張的嚇唬人。」琇華心裡嘀咕著：「下次一定不要來這家診所看病。」

　　下午在實驗室做實驗，琇華又開始覺得心臟跳得很

快、頭很暈、胸部有點痛、有點喘；一個腳步踉蹌，差
點整個人摔倒，教授驚覺不對，趕快要同學幫忙送醫急
診。

　　檢查後，醫師告訴琇華：「妳除了心跳比較快，每
分鐘130下，鉀離子3.2也是不正常的。」

　　身高165公分，體重52公斤的琇華，身材不錯，
但會用少吃來減肥，或偶爾吃一些同學口耳相傳很有效
的減肥藥。至於咖啡，越忙就灌得越多，然後就會覺得
心跳很快、胸痛、頭暈，覺得很累，睡眠品質卻很差；
試圖強迫自己休息來減輕症狀，好像也沒什麼用。

　　「妳心跳是快了些，好在心電圖並無異常。」醫師
看琇華一眼：「妳該是減肥是減過頭了，所以鉀離子有
一點偏低；再來咖啡也喝得太多了些，加上壓力又睡不
好，雖然妳是年輕，但這樣糟蹋身體，不會出事才怪。」

　　琇華以為沒事了，在同學攙扶下想起身走人。

　　「妳等等，我們還要幫妳安排24小時心電圖檢查，
看看心臟跳得規不規則？另外開個讓心臟變慢的藥物給
妳，還有暫時不要減肥了，可以先喝點柳橙汁補充鉀離
子。」

　　「醫師，這樣就能同時改善我睡不好的問題嗎？」
琇華問得好心虛。

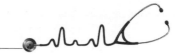

診邊細語

　　心律不整，是指心臟節律不正常，過快、過慢或不規則。年輕女性的心律不整，常被誤診為焦慮症，要特別注意。正常成年人的心跳約每分鐘 60-100 下；小孩子的正常心跳可達每分鐘 120-140 下；正常老年人的心跳，則可慢到每分鐘約 50 下。

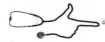

　　心律不整的警覺：

　　「心悸」是最常見的心律不整症狀，伴隨有胸悶、胸痛、焦慮不安、暈眩、呼吸急促、全身無力、嚴重時則會有呼吸困難、心臟衰竭、低血壓、昏厥、休克甚至死亡。

造成心律不整的原因

可分爲生理性、心理性，以及外物所導致的心律不整：

- 生理性：水分補充不足、電解質（鈉、鉀）不平衡、低血糖、發燒、貧血、姿勢性低血壓、更年期症候群、甲狀腺或其他內分泌疾病，以及如心肌梗塞、瓣膜性心臟病等心臟病變。
- 心理性：壓力緊張、太累、睡眠品質不佳，以及焦慮。
- 外物所導致：抽菸、喝酒、過量咖啡因食物如咖啡、茶、以及藥物如交感促進劑、支氣管擴張劑、甲狀腺素等。

會做哪些檢查

要先了解整個發病病史，完成身體理學檢查，再完成心電圖。倘若病患非常想知道心悸原因，懷疑病患有心律不整、心肌梗塞後患者，心臟衰竭病患、心肌病變病患、

嚴重瓣膜疾病病患、或有家族史暈厥或猝死等上述原因，
需進一步檢查 24 小時心電圖，若爲嚴重心律不整病患，
常需藉用心導管技術進行心臟電生理檢查。

24 小時心電圖檢查

基本的心電圖檢查，對於心律不整的檢查是有限的，
是因爲讓病人隨機躺在床上，記錄 10 秒鐘所做的靜態心
電圖；但這 10 秒可能無法掌控心律不整或心臟缺氧的變
化。正因如此，爲了彌補基本心電圖的不足，爲了要抓住
這些隨時可能發生的變化，便把機器 24 小時佩掛在身
上，而這一種檢查就是「霍特氏24小時連續心電圖檢查」。

24 小時心電圖，只要在胸前貼上幾個貼片導極並加
以固定，它的記錄器像一般的隨身電動玩具大小，可配掛
於腰間，並且不會影響日常的生活。當病患覺得有胸悶、
或是心律不整等心臟不適的時候，病患可以自己按下相關
按鈕，24 小時心電圖就會註記，可作爲醫師分析之用。

24 小時心電圖的檢查目的，是要評估在 24 小時之
內，病患在日常生活中的活動、休息和睡覺的狀況下，病
患的心跳速率與節律。連續 24 小時的心電圖檢查，可將

病患每個心跳所產生的心電圖，透過電腦監聽器做 24 小時精確性的連續記錄，可以知道心律不整、病竇症候群或是房室阻斷等心律不整症狀。

利用 24 小時記錄心臟狀況，醫師可以得到 24 小時心臟節律或部分無症狀心肌缺氧時的資料，進而做出正確診斷。所以當醫師想偵測心律不整、或是部分無症狀心肌缺氧，會建議做霍特氏 24 小時心電圖檢查。

自我照護與日常保養

自我照護

- 了解自己平日的心跳與節律，並學習監測脈搏次數（1 分鐘）與節律的感受。
- 當出現心律不整症狀時，應立即停止工作並休息。
- 告知親友心律不整發病的先兆，讓親友知道發作時如何協助，必要時需盡快送醫。
- 當心悸發作時，可深吸一口氣並向腹部施壓，有如解便時的用力，可刺激副交感神經，讓心跳減慢。
- 若有服用抗心律不整藥物，偶有副作用，切勿自行調藥或停藥，以免發生意外。

- 若有因心跳過快作電氣燒灼術，或因心跳過慢裝置心臟節律器，一定要定期至心臟科醫師門診追蹤。

日常保養

- 控制高血壓、控制糖尿病。
- 換季或寒流來襲時要注意保暖，避免感冒。
- 避免過度壓力，放鬆心情，放慢腳步，維持穩定情緒和維持正常生活起居。
- 適當運動，養成每日運動的習慣，每日至少應慢步走 20-30 分鐘。
- 不抽菸、不酗酒、少濃茶、少濃咖啡，切勿濫用減肥藥或興奮劑。
- 飲食以少油、少鹽、少糖和多纖維為準，並攝取足夠的鎂（含鎂食物：黃豆類、核果類）與鉀（含鉀食物：香蕉、蘋果、柳丁、牛肉、鱈魚），可補充微量元素，有助於改善心跳太快。

主動脈剝離

「你高血壓藥吃了沒？」趙太太看著藥袋，有點生氣的問。

「又沒不舒服，幹嘛要吃藥？」已經退休的老趙，口氣也不好。

「那今天量過血壓了嗎？」趙太太指著停在兩天前的血壓記錄。

「沒不舒服，就沒高血壓，量啥啊？」

這樣的鬥嘴，幾乎天天在趙家上演。

最近天氣變化忽冷忽熱，老趙總覺得胸部悶悶重重的，背部痠痛，休息一下會好一些，但仍會斷斷續續不舒服。雖然心想：「該不會是高血壓又犯了吧？」可是卻很怕去量一下血壓，怕一看到數字，血壓會飆得更高。藥，倒是乖乖按照醫囑在吃。

快中午時，老趙因為胸部撕裂般刺痛昏倒，嚇壞趙太太，忙打 119 送醫急診。報告一出來：高血壓 185，低血壓 102，心跳每分鐘 125 下。

「X 光發現縱膈腔變寬，電腦斷層發現胸主動脈剝離。」急診醫師指著電腦螢幕告訴趙太太。

「什麼是主動脈剝離？」趙太太一頭霧水：「要怎麼救？我家老趙還能醫得回來嗎？」

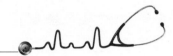

診邊細語

50 歲以上，特別是 60 歲之後的銀髮族，是主動脈剝離的高危險群，這些患者大都合併有高血壓，多數未曾好好控制過。近年來連青壯年，也備受威脅。

心臟打出來的血液，由胸腔下方上升，再經轉折進入胸腔，下降直行到腹腔。上升行進的血管為上升主動脈，

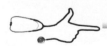

主動脈剝離的警覺：

突發性的劇烈胸疼，持續且無法承受的嚴重疼痛感，通常患者意識還是很清楚，這種疼痛可由前胸往後背傳，許多主動脈剝離患者，在開始一發病便猝死。

轉折彎曲處的血管是主動脈弓，下降路徑的血管是下降主動脈，這就是行進的路徑。藉由主動脈的分支，血液提供了心臟、腦部、肺臟、肝臟、腎臟等重要臟器以及四肢的血流與氧氣供給。

　　但每個人的主動脈品質、抗壓性以及微細結構都會隨著年齡老化、時間變化而有所改變。許多如基因遺傳、飲食習慣、個人生活習慣、有否抽菸、高血壓控制不良亦可影響主動脈品質。當有一天，主動脈出現無法承受的抗壓性，這時主動脈的內層破裂，本來密合的內層結構與中層結構漸漸分開，有時血液會沿著中層前進，使內層與外層分離，而這就是所謂的主動脈剝離。

急性主動脈剝離

　　在主動脈剝離的過程，可能堵住主動脈的任何一條分枝，因此使得靠這條分支供應血液的器官壞死或功能衰竭：

- 如果因剝離而破壞到心臟出口處的主動脈瓣，會造成主動脈瓣閉鎖不全。
- 如果破裂的地方影響到心臟血管，就容易造成休

克（心因性休克）。

● 如果破裂的地方影響到供應腦部血流，便會造成
腦部功能的影響，就是中風。

主動脈剝離雖不常見，但非常複雜、並且是致死率高
達 90％的心血管疾病，而最常造成猝死的主動脈剝離，
就是外膜破裂合併大量出血。所以及時且積極的治療，成
為避免死亡的唯一方式。

需不需要手術

需不需開刀？視主動脈剝離的範圍而定。

若須開刀，手術施行部位與範圍，端看術前電腦斷層
部位而定，主刀醫師會依術中發現的狀況調整手術方式。
而開刀最重要的目的就是修補主動脈的破裂處，避免主動
脈剝離繼續惡化。

急性主動脈剝離的病患，均需於加護病房內觀察治
療，控制血壓。若須手術，手術所需時間則依手術範圍而
定，一般至少都需 6-8 小時以上甚至更長。經歷手術後，
病人進入加護病房治療，直到生命跡象穩定後，方可轉至
一般病房。

　　目前有以血管內置放支架的治療方式，來取代開刀，
不過因為所做的病例還不夠多，目前仍無法確認其療效。
病患是否能存活，則依病患有無心臟衰竭、有無肝腎功能
異常、有無常感染或其他併發症而決定。

主動脈剝離的預防

　　控制高血壓！

　　高血壓控制不良，是主動脈剝離最重要原因。主動脈
剝離患者中，70％有高血壓病史，而30％是動脈硬化的
患者，因此要避免主動脈剝離，就要避免高血壓控制不良
和避免動脈硬化。

　　主動脈瘤病患、主動脈狹窄病患以及冠狀動脈疾病的
病患也都有較高風險發生主動脈剝離，更應控制好血壓。
因此控制高血壓、控制高血脂、控制糖尿病以避免動脈硬
化。當然適度運動，避免罹患心血管疾病，飲食少油、少
鹽、少糖和多纖維食物要注意，最重要的是一定不要抽
菸，趕快戒菸。

第三章

肺臟疾病的警覺

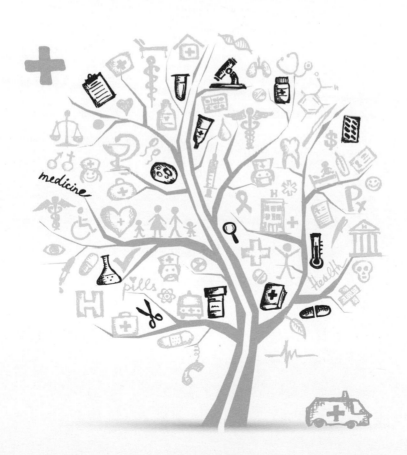

咳嗽

　　江媽媽是六十多歲的家庭主婦，今年冬天只要日夜溫差大，就一直咳嗽咳個不停。孩子要她去看醫師，江媽媽總推說：「不就變天喉嚨癢不舒服，我有到藥房買藥吃，沒事的。你們父子少在家抽菸，就是幫我大忙了。」

　　止咳藥水喝完一瓶又一瓶，江媽媽咳嗽卻不見轉好，江爸爸忍不住念：「健保到診所看個病也不過150塊錢，妳別連這點錢都要省，小病拖成大病會更得不償失。」

　　寒流一波接著一波，今天一早起來，江媽媽咳得愈來愈厲害，居然咳出血來，把一家老小給嚇壞了，江媽媽自己也嚇得的手腳發軟，乖乖的由江家父子送醫急診。

　　急診時的高血壓150低血壓86，心跳每分鐘105

下，呼吸每分鐘 20 次。狀況還好，可是江媽媽還是害怕得緊抓著老公的手不放。

「江太太，咳多久了？有胸部灼熱感嗎？痰的顏色是灰灰的？黑的？還是白的？今天早上咳血咳出來的是血絲？還是血塊？有過敏病史嗎？這段時間鼻涕多嗎？有吃什麼慢性病的藥嗎？是只有今年冬天比較容易咳嗎？」

「我媽咳的時間多久了？一個多月有吧？只要我們在家，總聽她咳不停，又不肯去看醫師，一直自己買咳嗽藥水喝。」

「都咳到吐血了，我太太很嚴重嗎？要住院嗎？要治療多久才會好？會傳染給家人嗎？我們還有個剛滿周歲的小孫子，還能常回來看我們嗎？」

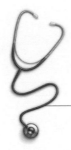

診邊細語

　　咳嗽是呼吸道抵抗外物入侵的一個重要反應與警訊，但無法控制的咳嗽常造成日常生活與睡眠的困擾。

　　一般來說，咳嗽主要可分為急性及慢性兩大類：

　　急性咳嗽，是指三個禮拜內就會緩解的咳嗽，而且是一般門診主訴最多的症狀。感冒、急性支氣管炎、肺炎、急性鼻竇炎、過敏性鼻炎、氣喘急性發作、慢性阻塞性肺病急性發作、急性肺栓塞和急性肺水腫都是急性咳嗽常見的病因，其中最常見的急性咳嗽原因就是感冒。

　　慢性咳嗽，是指超過三個禮拜，持續且無法緩解的咳嗽，其原因則較為複雜，可能原因包括：服用降血壓藥（ACE 抑制劑）引起的副作用、鼻涕倒流、胃食道逆流、過敏性支氣管炎、氣喘、慢性支氣管炎，甚至可能是肺部腫瘤、塵肺症和肺結核，其中最常見的慢性咳嗽原因是抽

菸所引起的慢性支氣管炎。

　　而咳嗽大部分都可經由症狀治療後在短時間內緩解，但要注意，若有感冒咳嗽本已好轉，卻又突然惡化；咳嗽合併有黏液膿痰且合併有高燒不退；咳嗽合併有呼吸急促、喘鳴聲、咳血或體重減輕；咳嗽時間超過三週以上，都要提高警覺，儘早就醫，以免延誤治療時機。

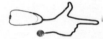

咳嗽的警覺：

- 感冒咳嗽本已好轉，卻又突然惡化。
- 咳嗽合併有黏液膿痰且合併有高燒不退。
- 咳嗽合併有呼吸急促、喘鳴聲、咳血、體重減輕。
- 咳嗽時間超過三週以上。

不同原因引起的咳嗽

- 急性上呼吸道感染：

　　可能是感冒所引起，一般除了咳嗽以外，常伴隨有

流鼻水、喉嚨痛等症狀。

● 急性支氣管炎：

一般是由病毒或細菌感染引起，可能會持續從幾天到幾個禮拜。特點是容易有痰液的產生，會有呼吸道阻塞相關的症狀，如呼吸急促和咻咻的喘鳴聲。

● 肺炎：

會有發燒、胸痛的症狀。如果是細菌性肺炎則會合併濃痰產生。

● 急性鼻竇炎：

症狀除了咳嗽外，常伴隨有鼻塞、鼻涕濃稠和鼻涕倒流，也常因鼻涕倒流造成咳嗽。

● 過敏性鼻炎：

常會伴隨有打噴嚏、流鼻水、鼻塞和鼻涕倒流，也因鼻涕倒流造成咳嗽。

● 氣喘：

常出現咻咻喘鳴聲及黏液痰。

● 慢性阻塞性肺病：

症狀除了咳嗽外，常有喘鳴聲以及痰量多，也常合併漸進性呼吸困難。

- 急性肺栓塞：

  突然呼吸困難、胸痛，會有咳血和低血氧的情形。

- 急性肺水腫：

  然呼吸困難、盜汗、發紺並有淡紅色泡沫痰。

- 肺癌：

  除了慢性咳嗽胸痛外，常合併咳血、呼吸困難和體重減輕。

- 胃食道逆流：

  咳嗽外，常有心口灼熱感，飯後或晚上睡覺平躺時，咳嗽會加劇。

- 塵肺症、肺結核、某些氣喘病患服用阿斯匹靈或是有些人服用降血壓藥（ACE 抑制劑）都會引起咳嗽。

止咳

- 一般的乾咳可服用止咳藥，但是痰量多且黏稠的咳嗽則應多喝開水或使用化痰藥物，使痰液變稀容易咳出。

- 感冒，一般以症狀治療為主。

- 氣喘可使用抗發炎藥物和支氣管擴張劑。
- 過敏性鼻炎可使用抗組織胺藥物。
- 慢性阻塞性肺病可使用支氣管擴張劑和類固醇。
- 胃食道逆流可使用制酸劑。
- 藥物引起的咳嗽停藥就好。

預防與自我照護

- 戒菸，避免吸入二手菸。
- 多喝溫開水，幫助排痰。
- 避免刺激喉嚨的食物。
- 有痰應盡量咳出，以預防細菌感染。
- 睡覺時，枕頭可墊高以避免胃食道逆流。
- 氣喘病患最重要的是避免接觸過敏原。
- 慢性阻塞性肺病應避免抽菸以及空氣污染，以防止疾病惡化。
- 注意日夜溫差，寒流來臨時記得保暖。
- 少出入通風不良且人潮擁擠的場所，必要時戴口罩。
- 家中請維持一定的濕度、溫度，並請按時清洗更換空調濾網，以保持清淨的空氣。

氣喘

　　從小就有過敏體質的美君，是高三資優生，每到冬天或是天氣變化溫差大時，總是容易感冒咳嗽。每次媽媽要美君去看醫師，她總説：「功課好多、考試好多。」媽媽只好就近到藥房買買成藥應急再説。

　　學測快到了，美君經常早出晚歸，今年冬天特別濕冷，最近美君也咳得特別厲害。一大清早，氣溫只有10度還下著毛毛雨，美君起床就覺得胸口悶悶的、有一點呼吸吃力會喘的感覺。

　　今天是最後一堂體育課，要考100公尺短跑，美君本想想告訴老師人不舒服，卻又想要補考眞麻煩，於是勉強自己跑完。沒想到一到終點，人非常不舒服到吸不到空氣，一到保健室，校護阿姨趕快送急診。

　　美君媽媽趕到醫院，急診醫師告訴她：「您女兒是

氣喘發作，她有到過大醫院的胸腔科做過檢查嗎？」

　　美君媽媽搖搖頭：「我從沒想過會這麼嚴重。」

　　「最近有感冒嗎？」急診醫師問。

　　「有。」

　　「會不會容易過敏？」

　　「會。」

　　「從小就容易咳嗽嗎？」

　　「是。」

　　「家裡有沒有養小貓？小狗？」

　　「有養狗。」

　　「您女兒現在是因為氣喘發作，呼吸道變狹窄，所以才會喘到不能呼吸送急診。我們讓她吸支氣管擴張劑，現在症狀已緩解。接下來還會幫她安排肺功能檢查、幫她做過敏測試、看看她是否有對什麼東西過敏。建議您家裡最好不要養會掉毛的寵物，棉被、沙發、窗簾最好能用防塵蟎的。」

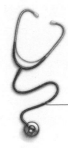

診邊細語

氣喘病是一種反覆發生、慢性的呼吸道發炎疾病，會引發支氣管痙攣，特別是在小支氣管，因而產生咳嗽、胸悶、喘鳴、呼吸困難等症狀。

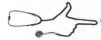

氣喘的警覺：

- 慢性咳嗽、咳痰，常發生於夜晚、清晨或運動後。
- 胸悶、喘鳴、呼吸困難特別是發紺時。
- 疲倦、眼睛癢、流眼淚、喉嚨疼痛。
- 打噴嚏、流鼻水、黑眼圈、發燒、頭痛、焦慮不安。

　　換季或寒流低溫時，由於日夜溫差大，常導致氣喘發作。感冒也可能使氣喘病情惡化，氣喘病患應避免感冒。如有氣喘嚴重發作的症狀如胸悶、喘鳴或呼吸困難等，須立即就醫，否則可能有生命的危險。

　　根據研究，台灣最普遍的過敏原，90％是塵蟎，其次才是黴菌、蟑螂等。冬天若沒有曬棉被、或開啓久未使用的除濕機、暖氣機等，都很容易產生塵蟎。

氣喘發作的危險因子

- 塵蟎，喜歡生長在棉被、枕頭、地毯、有毛的玩具或厚重的窗簾，其排泄物及軀體都可能引發呼吸道過敏反應。
- 灰塵、煙霧、棉絮、花粉。
- 黴菌孢子、寵物之毛髮、昆蟲、蟑螂。
- 香水、油漆。
- 抽菸。
- 劇烈的運動。
- 情緒激動。
- 濕冷空氣與溫度變化。

預防氣喘發作

- 避免過敏原，家中不養寵物，定期清洗窗簾、被套，以防止塵蟎滋生。

- 儘量減少胎兒和嬰幼兒暴露於過敏原。

- 流感流行期間，應儘量減少出入公共場所，避免呼吸道感染；當有感冒時應儘早就醫，以免誘發氣喘發作。

- 換季時如春夏之交，秋冬之際，早晚溫差大應注意保暖，出門戴口罩、圍圍巾，家中可使用空調與除濕機，調節室內溫度及濕度，以減少對呼吸道的刺激。

- 避免讓自己處於空氣污染區。

- 避免抽菸或吸二手菸。

- 避免接觸刺激性味道，蚊香、油漆、香水和殺蟲劑會增加呼吸道的敏感度。

- 避免劇烈運動，並選擇適合自己的運動，運動前先暖身，運動後要做緩和動作。運動後宜多喝溫開水。

- 避免情緒過度激動、緊張，學些自我放鬆的方法，保持愉快的心情。
- 避免已知會引起氣喘發作的食物與藥物，有些藥物如阿司匹靈類藥物會誘發氣喘，如非需要應避免此類藥物。
- 攝取均衡營養的食物，避免高蛋白、高脂肪和高熱量的食物。
- 注射流行性感冒疫苗。

肺功能檢查

當手術前，需評估肺功能；或是當病人覺得胸悶、長期咳嗽、或有喘鳴聲、或有呼吸困難職業病史（如礦工）所引發二氧化碳滯留或低血氧；或是懷疑氣喘，都可以做肺功能檢查來做進一步評估。肺功能檢查可提供的資訊：

- 肺能夠容納多少空氣，包括肺活量的多寡。
- 空氣經由氣管進出你的肺的流速，進而判斷呼吸道阻塞的程度。
- 肺將吸入的氧氣擴散至血液中，並將溶於血液中的二氧化碳，排出體外的能力。

肺炎

　　老楊是家開在大專院校附近的機車行老闆，四十多歲愛跟學生哈啦，修車收費公道，生意常常好得很。

　　這一個禮拜感冒了，一開始老楊還戴著口罩跟學生開玩笑：「感冒這種東西，請別來找我分享。」前兩三天，本來吃了藥房的配藥已經退燒了，後來斷斷續續卻接著畏寒，又發燒到 39.5 度。

　　老楊太太看他咳嗽時搗著胸口說：「這回咳起來還頂嚴重的，會痛。」又不斷咳出黃痰，一直催著老楊去看醫師。

　　「等我趕修完昨天接的兩部車再說吧，哪有生病不會難受個幾天的，何況我有到藥房買藥吃。」

　　傍晚老楊覺得自己好喘，不舒服到快昏過去了，叫太太顧著店，忙硬撐著到對面的診所去看醫師。

「楊先生，你燒到 39 度多快 40 度了，右下肺部呼吸音異常，我懷疑是肺炎，你要趕快到大醫院照胸部 X 光，不要再拖了。」

老楊心想：「沒有那麼嚴重吧？反正我先吃你開給我的藥再說，明後天有空再去醫院照片子好了。」

沒想到當天夜裡，老楊呼吸急促困難、胸痛、好喘又頭痛，太太急忙把老楊送急診。到院急診胸部 X 光出來一看，右側胸部整個白掉！

「肺炎，併發急性呼吸衰竭和敗血症，立刻送加護病房觀察治療！」

聽醫師這麼一說，看著痛苦不堪的老楊，嚇壞了的楊太太眼淚奪眶而出……

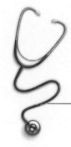

診邊細語

　　肺炎是指肺部急性發炎的疾病，任何人都可能發生。特別是抵抗力較差的 65 歲以上老人、心臟衰竭、肝硬化或糖尿病患者更容易發生。這些肺炎的高危險病人，應每五年施打肺炎鏈球菌疫苗，以預防發生肺部感染。

　　不論哪一種致病原引起的肺炎，大部分有發燒、咳嗽、以及呼吸急促等共同症狀。最常見的致病原有細菌、病毒、黴菌和結核菌。

　　細菌性肺炎常常伴隨著感冒時併發，病患會出現膿痰、發高燒、呼吸困難、倦怠等症狀。如儘早治療，投予抗生素 7-10 天之後一般均可痊癒。

　　一般病毒性肺炎的症狀比較輕微，病患大多會出現輕微的呼吸不順，A 型及 B 型流感病毒是主要的致病原，目前病毒性肺炎，除了給予流感抗病毒藥物外，多以支持

性療法，緩解患者不適爲主。

感染主要原因

可能是因爲接觸到致病原，除了少數毒性特別強的細菌會在短時間內就引起肺炎，迅速惡化，甚至死亡之外，一般經過適當治療後，大多可以痊癒。倘若拖延就醫，導致肺炎無法控制，敗血症、多重器官衰竭甚至死亡就可能發生。

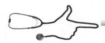

肺炎的警覺：

- 不論是哪一種肺炎，大部分有發燒、咳嗽以及呼吸急促等共同症狀。
- 咳嗽有時爲乾咳，是病毒性或黴漿菌性肺炎。
- 如果咳出很多膿痰，可能是細菌性肺炎。
- 如果肺炎波及肋膜，常會引起肋膜性胸痛。
- 老人家食慾不振，精神變差，要小心。

　　當肺炎的情況加重波及肋膜時，會刺激肋膜，會使水分堆積在肋膜腔裡，造成肋膜積水，引起肋膜性胸痛。倘若肺炎更惡化，感染的細菌可能經由血液流向全身，併發膿胸、肺膿瘍、關節炎、骨髓炎、心內膜炎、腦膜炎以及腦膿瘍等嚴重併發症。

有效避免肺炎

　　如果能預防感染感冒，就能降低感染肺炎的機會，因此，不論是嬰幼兒抑或 65 歲以上老人，注射流行性感冒疫苗以及肺炎鏈球菌疫苗，就能有效避免肺炎。

　　臨床上一般說來，如果病人有咳嗽、膿痰、發燒、胸痛，以及胸部 X 光片上有異常陰影時，常可診斷為肺炎，這時有經驗的臨床醫師，給予經驗性抗生素，就變得非常重要。

　　診療方面，醫師會詳細詢問病史，包括病人社經背景、居住環境、最近有否旅行或住院、周遭是否有人有相同症狀及原有的慢性疾病史等，會有助於推斷肺炎致病菌。胸部 X 光檢查，是診斷肺炎時最簡單且最有用的工具。不但可以知道有沒有罹患肺炎，可以了解肺炎的分布

與範圍，更可知道肺炎進展的速度，胸部 X 光再加上胸部超音波，此時肋膜積水便無法遁形，越多的線索，越能協助診斷出肺炎的病因。

顯微鏡下的痰液檢查，對肺炎病人的診斷評估非常重要，在大部分的細菌性肺炎中，痰的顯微鏡檢查可看出大量白血球以及細菌。當然也要做痰的細菌培養以確認何種細菌導致肺炎，然而有些痰液咳出來時受到口腔正常細菌染污，有些細菌不容易在人工培養基生長，因此最初的痰液革蘭氏染色檢查，對肺炎病因診斷就很重要。

治療後，若初期有改善但後來又惡化，則需重新評估病情，考慮它種病菌感染，如果病人治療兩三日後仍不見好轉，則要考慮有如膿胸或敗血症等併發症發生的可能性。

老人肺炎

換季時節，是老年人肺炎的好發季節，如果發生感冒或流感，很容易併發肺炎。

或許一開始，老人家可能不一定會有年輕人感染肺炎

時的咳嗽、發燒與呼吸急促等症狀，容易被忽略。等越來越嚴重時，出現急性呼吸衰竭、敗血性休克等致命症狀時，家人才驚覺食慾不振，精神變差，對老人家來說就是非常嚴重的警訊與先兆，絕對不可輕忽。

　　老人生病時，除了食慾下降、活力變差外，本身常伴有多種疾病，抵抗力就差，再加上咳痰能力不佳，清痰不易，常引發急性呼吸，甚至多重器官衰竭而導致死亡。

　　當家中老人感冒或流感，引發上呼吸道感染，通常一到兩周應該就會痊癒，如果家中老人罹患感冒或流感超過兩周仍未痊癒，日常生活能力持續變差，家人就應注意是否感染肺炎，及早就醫，以免病情持續惡化而後悔莫及。

慢性阻塞性肺病

60 歲王伯伯是一位退休的老師，退休後運動讀書，陪陪孫子，生活逍遙快樂。只是抽了四五十年的香菸，戒也戒不掉。

最近一換季，早晚溫差大，王伯伯總覺得咳得厲害，兒女們要他戒菸、要他去醫院看病，他總不以為意：「別對老菸槍小題大作！」

傍晚因強烈寒流氣溫低，王伯伯呼吸困難全身無力，被送急診。到院時高血壓 165 低血壓 98，呼吸每分鐘 35 次，血氧濃度 92%，體溫 38 度，心跳每分鐘 130 下，聽診整個肺部都是痰音。

從 X 光片清楚發現，胸部雙側下肺葉，有許多白色片狀肺泡浸潤影像。

「可能是肺炎和慢性阻塞性肺病，接近呼吸衰竭階

段，動脈血檢查二氧化碳 49 毫米汞柱、有氧氣只有 62 毫米汞柱。」來會診的胸腔科醫師説得很嚴肅。

「我先生長期都在心臟科門診治療高血壓，唉，雖然醫師要求他至胸腔科門診追蹤，但我先生想，恐怕又是要叫他戒菸，所以始終拖著不去，早知道──」王媽媽哽咽了。

「我爸整個冬天都在咳，特別是天一冷，前一個禮拜，咳的痰就比較多、顏色也比較黃，稍一走動或上廁所就喘，經過他身旁，會聽到像氣喘一樣的咻咻聲

，勸他看醫師就是不肯。寧愛抽菸也不要命！」王先生兒子氣得直搖頭。

「我們先用了非侵入呼吸器，含抗生素的藥來處理兩天看看，王先生暫時不用插管，先把呼吸和發燒控制住，至於接下來要治療幾天，得看臨床現象再説了。」

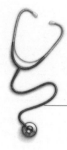

診邊細語

　　依台灣胸腔暨重症加護醫學會，2007 年慢性阻塞性肺病診治指引：慢性阻塞性肺病，是一種吐氣氣流受阻，通常無法以藥物完全恢復之疾病，由於肺臟對有害微粒或氣體的不正常發炎反應所造成。

　　任何病人如果有慢性咳嗽、咳痰、呼吸困難或者曾有暴露在危險因子的病史時，都要考慮慢性阻塞性肺病之診斷。慢性阻塞性肺病包含「慢性支氣管炎」及「肺氣腫」這兩種疾病，主要是因為呼吸道長期暴露在有害微粒或氣體，如吸菸、空氣污染等，導致呼吸道不正常的發炎反應進而造成狹窄，因此氣道氣流進出受到影響，而產生慢性咳嗽、呼吸困難等症狀。

　　慢性阻塞性肺病所造成的呼吸道狹窄常是不可逆的，是漸進式的惡化。多數病人會有慢性咳嗽、呼吸困難等症

狀。慢性支氣管炎的話會有濃痰的情形，會阻塞呼吸道；
肺氣腫則是肺泡的正常結構被破壞，形成失去彈性、無法
進行氣體交換的「氣球」。幾乎八、九成的慢性阻塞性肺
病，都是和抽菸相關，並且慢性阻塞性肺病也會增加肺癌
或是心血管疾病的罹病率。

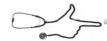

慢性阻塞性肺病的警覺：

● 多會有慢性咳嗽、呼吸困難等；

● 若是以慢性支氣管炎為主的話，還會有濃痰。

● 呼吸道氣流阻塞的程度愈厲害，症狀就會愈嚴
重，預後也愈不良。

戒菸才是最重要的事

香菸、職場粉塵、化學製劑，是慢性阻塞性肺病的危
險因子，但最重要的危險因子就是抽菸。

根據文獻調查，慢性阻塞性肺病患者停止抽菸後，可
減緩肺功能的繼續惡化，甚至短時間的戒菸也有效，因此

停止抽菸是治療慢性阻塞性肺病最重要的方法。

平日治療，可用吸入型或口服支氣管擴張劑以減輕症狀；急性發作時，可用口服或靜脈注射類固醇；痰液變多、變黃、發燒等，有感染疑慮時，可使用抗生素來治療；重度慢性阻塞性肺病患者或急性發作時，需使用氧氣治療，但過量的氧氣反而有害。

日常保健

- 首重戒菸。
- 避開二手菸及空氣污染。
- 多洗手，少出入人多擁擠的公共場合，避免感染。
- 每年施打流行性感冒疫苗；每五年打一次肺炎雙球菌疫苗。
- 注意保暖，可以降低呼吸道引起過敏的機會。
- 充足的營養與適度運動。
- 確診之慢性阻塞性肺病的病人須定期追蹤胸部 X 光，因此病為肺癌的危險因子。
- 每天三到四次，每次十到五分鐘的呼吸方式訓練，可改善呼吸困難。

兩種簡單的自我訓練

● 平躺：

將手置於上腹部中央並稍加一點力（或放一本較重的書），吸氣時利用腹部肌肉將手（或書）往上頂，如此可以加強橫膈肌的力量。

● 站立：

身體前傾、腹肌收縮、微閉嘴唇，三者配合，可以減少呼吸困難的程度。

第四章

腦血管疾病的警覺

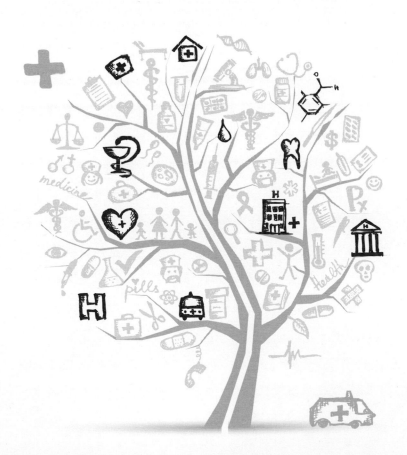

頭痛

孫小姐是商業雜誌社印務的新鮮人，失業一段時間後，好不容易得來的工作，讓她分外珍惜。但是不熟悉的環境與作業流程，讓孫小姐時時小心翼翼。

每逢出刊前夕，孫小姐整個人緊繃到喘不過氣，生怕有所疏忽。這一兩周，每到下午頭痛就加劇，孫小姐習慣性的自行服用止痛藥。可是今天下午的頭痛和脖子、背部肌肉的痠痛持續著，即便吃了止痛藥也沒效。

孫小姐覺得自己的頭快爆炸了，趴在桌上不能動哭了出來，經理忙請位女同事送她去急診。到院血壓115/68，呼吸每分鐘12下，心跳每分鐘90下。

急診醫師仔細初診後告訴孫小姐：「好在並沒有噁心、嘔吐、以及任何頭痛前兆，妳也沒有高血壓病史、又不抽菸、不喝酒，倒是咖啡喝不少，別過量成癮才

好。」

　　孫小姐鬆口氣，醫師邊寫病歷邊說：「妳也沒有任何神經學上的異常，這樣的頭痛跟考大學時很像，我先開非類固醇抗發炎止痛藥給妳，妳頭痛的症狀就會有大幅的緩解了。」

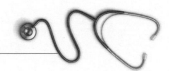

診邊細語

頭痛是一種症狀，不是一種疾病。

在日常生活中，不論男女老少，幾乎人人都頭痛過。你正在承受頭痛之苦嗎？了解自己的頭痛嗎？

在醫院門診中，抱怨有頭痛症狀的病患越來越多，其中合併噁心想吐的病患也不算少數，雖然許多病患對自己的頭痛有相當的了解，甚至已做了許多檢查，但是大家最擔心的還是會不會腦部長腫瘤或是其他疾病？

雖然由腫瘤或疾病引起，真正「病因性」頭痛，都不到 1%，但如有突發性頭痛、或合併有意識模糊、發燒、頸部僵硬等神經症狀的頭痛，就要特別小心，一旦延誤治療，常造成病情急轉直下。

頭痛可能原因

頭痛起因很多，在臨床上，多依據病史做診斷，包括年齡、性別、職業或家族史都有可能：

● 叢集性頭痛：

臨床上少見，容易被誤診，無家族史，以男性為主且多於年輕時發病。在發作期會反覆短暫單邊頭痛發作且有週期性，發作間期約30分鐘至數小時，一天發生2-3次。且伴隨流鼻水、流眼淚，常被誤以為是偏頭痛或鼻竇炎。固定在每年秋冬季發作，發作典型為夜間定時劇烈頭痛，乙醯胺酚類止痛藥（如普拿疼）常無法止痛且抽菸易加劇頭痛。

● 壓力性頭痛：

是慢性頭痛中最常見的一種，壓力性頭痛之發生與情緒有關，主要是精神壓力和姿勢不良，病患的兩額側、後枕部、頭頂部或整個頭部出現脹痛、鈍痛。有時會發現頸肩部肌肉有壓痛點，有時可以摸到一個或多個肌肉硬結。發作間期比較長，而且越來越痛。

● 典型偏頭痛：

　　好發年輕女性族群，可能與賀爾蒙有關，一般有明顯家族史，頭痛可能與酒精、缺氧、及情緒有關。偏頭痛的病史一般都很長，會在單一次發作間期約 1-72 小時內反覆發作及緩解。

　　偏頭痛大部分發作是一側太陽穴，但是三分之一的人發作也可以是兩側，如果你有嚴重到需要休息、會噁心想吐、發作時看到光線不舒服，三項症狀之中兩項或三項皆有，90％以上的機會，你的頭痛是偏頭痛。

● 老年人的頭痛：

常與高血壓有關，顳動脈炎也是老年人頭痛常見的原因，須多加小心。

● 職場暴露在有毒物質環境：

如一氧化碳、鉛、氮化物下，也會引發頭痛。

突發性頭痛合併有神經症狀：

要考慮自發性蜘蛛膜下腔出血或腦膜炎。

● 創傷後頭痛：

三個月內的頭痛，常常與遲發性腦出血或硬腦膜下積液相關，過長的發作間期，要考慮不是因為腦部損傷所引起的。

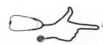

須立即就醫的頭痛警覺：

● 任何突發爆炸性的頭痛，從來沒那麼痛過。

● 以前從未頭痛，現在會突發的頭痛，而且越來越痛。

● 伴隨發燒、抽筋、意識變化、昏迷或手腳癱瘓的頭痛。

● 從睡夢中痛醒、早晨醒來會頭痛，並伴隨有嘔吐。

● 以前有頭痛，但痛的型態改變。

● 年紀大（超過50歲）才第一次發生頭痛。

● 咳嗽、用力或彎腰會增加的頭痛。

● 伴隨頸部僵硬的頭痛。

● 小孩反覆發生的頭痛

● 伴隨著眼睛痛或耳朵痛的頭痛。

● 運動後的頭痛。

● 頭部撞擊後之嚴重頭痛。

如何與醫師溝通

　　這些重點是頭痛病患應該與醫師溝通的事，你可以試著列張表與看診醫師溝通，請不要害怕向醫師提問，把握下列原則，不但能幫助醫師做迅速而正確的診斷，同時更可達到最有效的治療：

- 這種頭痛有多久了？頭痛多久發生一次？每次痛的時間多長？
- 頭痛是突發還是慢慢發生？感覺像脈搏一下一下的跳動嗎？
- 若已頭痛多年，每次都一樣嗎？還是最近改變？
- 何時頭痛發生？頭痛是否容易在相同時間或是每天的特殊時候發生？
- 頭痛的部位在何處？特性是刺痛、抽痛或是脹痛？還是由單側開始？
- 頭痛前是否有些預兆？比方是眼前出現閃光？部份視野看不見？是否有噁心想吐的感覺？對光線或聲音敏感？
- 頭痛時合併有哪些症狀？是否有意識混亂、麻木、

無力、言語不清、聽力衰退、複視、平衡障礙、或其他神經學異常的症狀？

- 是否有發燒、疲倦、全身不適或體重減輕？
- 哪些因素可使頭痛惡化？哪些因素可減輕頭痛？
- 家族中是否有人有相同症狀？
- 是否有季節性？與月經是否有關？
- 是否有服藥的習慣？

頭痛的避免與預防

- 三餐規律的飲食，不要空腹過久，避免菸、過量酒精與過量咖啡因。
- 少吃會引起頭痛的食物：起司、味精、醃製食品以及過於油膩的食物。
- 保持輕鬆的心情，減少壓力，避免情緒激動或緊張。
- 避免過度疲勞，若工作忙碌時，可做放鬆運動或小睡片刻。
- 練習正確的坐姿，頸部不要下彎太久。
- 保持正常的睡眠時間，不要熬夜也不要賴床，更不

可連續的熬夜。

● 養成規律運動的習慣，如慢跑、游泳或打球等，以，及維持一定的休閒活動。

● 避免抽菸，少到空氣不流通的場所，如酒吧。

● 有些藥物會造成頭痛，如避孕藥和某些降血壓藥，應依醫師指示服藥。

腦出血

「3C 產品競品多、汰換速度快，新品雖然下星期正式發表上市，越到最後關頭，越不容許出錯，前置作業請大家視同作戰，只許成功；不准有任何閃失！」老總是很嚴以律己律人的老闆，他的命令在公司，等同「皇帝詔曰」的聖旨。

身為品管部副理，42 歲的小王，最近這一個月以來，壓力大到不行，一直覺得自己容易臉紅、頭暈頭痛，休息一下頭痛會好一些，但仍然會暈得厲害。算算自己這兩三個月來，加班之外還是加班，見到老婆孩子的次數掐指可數，不到十次吧？

老總喜歡午餐會報，他覺得這樣不浪費時間，同時可以做完兩件事，雖然大家私下會抱怨：「老總一把年紀了，他邊開會邊吃飯，長年下來都不會胃痛喔？」

　　在飯前 15 分鐘的休息時間，小王頭又痛到不知從哪揉起。

　　「臉色很難看啊小王，還好嗎？」副總有些緊張的過來關心。

　　「撐過下禮拜，我一定要休年假，好累、太累了，累到左手左腳常會無力。」

　　「你喔，結婚前很標準，175 公分，體重 75 公斤，才短短不到十年，竟然胖到 90 公斤，小心破百，對健康很傷的。」

　　「不就是忙嘛，沒時間運動，老婆又會養──」話還沒完，小王人一趴，昏過去了。

　　送醫急診的小王，到院血壓一量，195/112 毫米汞柱，昏迷指數很快由 14 分掉至 10 分，電腦斷層發現腦出血，而且血塊進入腦室。

　　「立即手術，取出血塊。」神經外科主治醫師當機立斷。

　　等小王太太從台中趕到醫院，小王已經開刀取出血塊，進加護病房觀察治療中。

　　「怎麼會這樣？公司這兩年健檢報告，不就說有些

數據比標準高一些而已嗎？」小王太太驚慌極了。

「小王沒跟妳說實話。」副總低聲的說：「醫師有要求他到門診，做進一步的追蹤檢查。」

看到主治醫師，小王太太連走帶跑過去：「醫師，我先生為什麼還沒醒？現在腦壓是多少？昏迷指數幾分？會不會成為植物人？我兩個孩子一個才小一，一個念幼稚園小班，我們不能沒有他！醫師，有沒有特效藥？自費也沒關係，只要可以讓他早一點好。」

「王太太，請先別著急，才開完刀不久，妳先生有用少量鎮靜藥物，所以昏迷指數無法馬上準確知道。」

第二天一早，王太太就守在加護病房門口攔著主治醫師，追問先生情況。

「王太太，今天是開完刀第二天，王先生的雙側瞳孔都是 2.5 而且都有光反應；腦壓是 10 到 15，從引流管的顏色是淡紅色看來，目前出血有初步控制住。」

「像王先生這類病人，前面幾天是救命關鍵期，我們會觀察他的狀況，儘快停掉鎮定藥物，停掉鎮定藥物後，才能觀察出病人會不會醒？並且控制住他的血壓。」

「那我先生的其他肢體功能呢？」

　　「像王先生這類病人，前面幾天是救命關鍵期，要等停掉鎮定藥物後，才能觀察病人會不會醒；其次才是觀察呼吸功能、手腳功能和認知功能。所以這會是王先生後續要觀察的三個重點。」

　　「這麼說，我先生少不了還是得面對復健這件事了？」

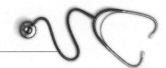

診邊細語

　　腦出血是指腦內的血管破裂，引起腦內大片出血，絕人多數發生於大腦半球，少部分發生於腦幹和小腦，一般可以是高血壓引起的腦出血，也可以是腦血管異常如腦動脈瘤或動靜脈畸形瘤破裂而引起的腦出血。多見於高血壓病史和 50 歲以上的中老年人。常於情緒激動以及寒流時發病，少數可在休息或睡眠中發生。冬季常發生。

腦出血的症狀

　　臨床突發的局部神經症狀，如一側手腳無力、走路不穩、嘴角歪一邊、吞嚥及咬字困難、感覺異常、聽話或說話困難等等。常併有頭痛、噁心嘔吐、血壓偏高、意識障礙，少數會有癲癇發作現象。約 35％的病人早期症狀會有惡化的現象，此乃發作 6 小時內，持續出血而致血塊擴

大的結果。

自發性腦出血的患者，是否需手術及手術的時機為何，均尚無定論。一般是以減少腦內血塊產生的併發症為目標，如進一步壓迫周遭正常腦組織、水腦症、或血塊導致嚴重的腦水腫。

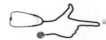

腦出血的警覺：

劇烈的頭痛或頸部疼痛，眩暈或昏厥，運動或感覺障礙，肢體麻木，視網膜出血等。

有先兆時頭暈頭痛突然加重，間歇性變成持續性，肢體或臉部半側麻木，暫時或突然咬字不清，不明原因之跌跤或暈倒，精神改變（如突然沉默寡言），短暫判斷或智力障礙，出現嗜睡狀況，一時性視物不清，血壓波動並伴有頭暈眼花或耳鳴，頻繁性鼻出血。

預防腦出血，控制血壓為最主要的預防方法，可使曾有腦血管疾病患者腦出血機率降低 50 ％，初級預防亦可

達 26％；清淡飲食、減少菸酒及勿濫用藥物亦可降低腦出血機率。

　　腦壓，指的是密閉頭顱內，實際存在的壓力。一般認為正常腦壓界於 0-15 毫米汞柱（mmHg），但臨床上會在腦壓高於20毫米汞柱以上才會進行較積極的降腦壓步驟。

　　不過神經外科加護過程中，真正介意的是保持大腦血液循環，就是腦灌注壓，足夠維持腦部代謝，一般希望腦灌注壓可以大於 60 毫米汞柱。

治療急性腦出血的基本原則

● 保持呼吸道暢通、維持病人適當的呼吸。此外也應注意病人是否有頭部外傷。

● 昏迷指數小於或等於 8 分或有腦幹功能障礙的病人均應給予氣管插管。

● 控制血壓。

● 控制顱內壓，顱內壓升高是腦出血病人死亡的主要原因，因此控制顱內壓以及維持腦灌注壓為治療腦內出血的首要任務。

● 輸液治療：需維持等量體液的狀況。

- 預防癲癇。
- 體溫控制。
- 早期做復健治療。

預防腦出血的日常保養

- 控制高血壓為最主要的預防方法。
- 換季或寒流來襲時要注意保暖，避免感冒。
- 避免勞累。
- 避免過度壓力，放鬆心情，放慢腳步，維持穩定情緒和維持正常生活起居。
- 適當運動，養成每日運動的習慣，每日至少應慢步走 20-30 分鐘。
- 不抽菸、不酗酒、少濃茶、少濃咖啡，切勿濫用減肥藥或興奮劑。
- 飲食以少油、少鹽、少糖和多纖維為準，少吃動物的腦、內臟，多吃蔬菜、水果、豆製品，搭配適量的瘦肉、魚、蛋等。
- 要預防便秘，可多吃一些纖維質多的食物，如：芹菜、韭菜、水果等，早晨起床前可做腹部自我按

摩。

● 飲水充足，養成平時多喝水的習慣，可避免血液過
於濃稠，特別是可在睡前和起床時，喝一兩杯溫開
水。

● 預防跌倒，大部分老年人都患有腦動脈硬化，加上
血管壁較脆弱，若不小心跌倒，易造成腦出血。

昏迷指數

昏迷指數是多數醫院用來描述病人清醒程度的標準。
因為「會認人」，「知道痛」，「嗜睡」，「半昏迷」，「昏迷」
這些字眼每個醫師的認知不同，也太模糊，所以統一用昏
迷指數。

最先是由 Glasgow 大學製表使用昏迷指數，所以英
文叫做 Glasgow Coma Scale，簡稱 GCS。昏迷指數的定
義由三項動作評估後的總和，從 3 分到 15 分。例如
E1V1M1 是 3 分，E1V2M4 是 7 分，E4V5M6 是滿分 15
分。如果昏迷指數是 3 分（E1V1M1），就是什麼反應都
沒有了，這是最低的分數。

● E 代表 EYES：睜眼反應。

- V 代表 VERBAL：語言反應。
- M 代表 MOTOR：動作反應。

各分數的評分意義──

睜眼反應

- E4：眼睛能自發性的睜開著。
- E3：眼睛對聲音有反應會睜開，呼喚他，他會睜開眼睛。
- E2：受到痛刺激時會睜開眼睛，捏痛他，他會睜開眼睛。
- E1：再痛的刺激，眼睛都不會睜開，毫無反應。

語言反應

- V5：言語正常，有條理。
- V4：言語判斷力喪失，答非所問。
- V3：嗜睡，只能說出單字。
- V2：呻吟，只能發出聲音。
- V1：再痛的刺激，都無法出聲。

動作反應

- M6：可依照指示動作，要他手指比 1，就會比 1。
- M5：對於痛的刺激，他手會來揮開你的手。

- M4：對於痛的刺激有反應，但只有回縮，捏痛他，
  他只能手向痛處彎起來。
- M3：大腦皮質喪失功能，對於痛的刺激，無回縮
  反應，雙肘彎曲，雙腳膝關節僵直性伸直。
- M2：大腦功能都喪失，對於痛的刺激，雙肘、雙
  腳膝關節都僵直性伸直。
- M1：對於痛的刺激，毫無反應。

腦梗塞

「呂太太，妳先生現在的高血壓是210，低血壓是118，昏迷指數10分。」

呂先生是一位六十多歲的台商老闆，歲末年關，台灣氣候溫差原本就滿大的，加上生意往來，常在天寒地凍的華北地區和台灣來來回回。十天前在上海會議上，當場暈趴了半分鐘，嚇壞了一起開會的客戶。

老總原要王先生在上海急診就醫，呂先生悄悄的附在老總耳邊說：「我比較相信台灣的醫師啦！」

沒想到撐回台灣的第二天一早，才起床，就因左手左腳無力，忙著叫太太，話還沒完人又昏倒了。救護車送到急診，醫師緊急搶救後告訴呂太太：「電腦斷層發現右腦腫脹，核磁共振發現右側中大腦動脈塞住了。」

「很、很嚴重嗎？」王太太連聲音也忍不住發抖。

「我們已經給予王先生血栓溶解治療，之後會送加護病房觀察治療。」

「血栓溶解治療？不好意思，那是種特效藥嗎？還是什麼醫療方法？不好意思，我聽不懂啊？」

「妳先生都沒在控制體重喔？」吃力推著病床的護佐問。

王先生身高 168 公分，這些年應酬多，菸酒不忌的，體重直逼九十公斤，被太太押著去做健康檢查，報告一出來：血糖超過 300、糖化血色素超過 10，但王先生卻當耳邊風似的，都不好好控制；高血壓也都在 170-180 毫米汞柱間，膽固醇在 250，腰圍也突破 42 腰。

在加護病房的病情解釋會議上，醫師問起王太太：「王先生這次發病前，難道都沒有任何不舒服的徵兆嗎？」

「十天前吧，去上海出差前，他抱怨常會頭暈頭脹得不舒服，可是他說上海的簽約很重要，先解決完公事再說，沒想到一回來就這麼嚴重……」王太太越說頭越低越小聲……

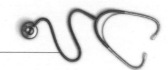

診邊細語

腦中風中有七成是因為腦梗塞！

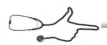

腦梗塞的警覺：

● 突發短暫性的劇烈頭痛。

● 突發短暫性失去協調性而跌倒。

● 突發短暫性一眼或兩眼視力模糊。

● 突發短暫性單側臉部或肢體無力、麻木、偏癱。

● 突發短暫性說話遲緩、理解障礙。

● 突發短暫性耳鳴、暈眩、平衡感喪失。

　　腦部血管阻塞，使得腦部的血流受阻，無法供應腦部氧氣的需求，所引發的腦組織缺氧壞死，通常起因於腦部血管動脈粥樣硬化造成狹窄，局部又發生血栓，導致血管完全塞死；有時是腦血管正常，卻被來自遠處的小栓子堵住，造成腦部供血不足，導致腦組織功能障礙及壞死。

血栓性中風

　　血栓：是腦部形成阻塞的血塊。

　　腦血管因不同疾病造成血管狹窄，在動脈粥樣硬化斑塊附近形成血栓，如果血栓停止移動，就會造成血管阻塞，可導致血栓性中風。但由於阻塞動脈是漸進的，一般而言，血栓性中風發病症狀比較慢。

　　動脈粥樣硬化、動脈血管收縮、主動脈剝離、頸動脈剝離、椎動脈剝離、血管炎症疾病、或狼瘡性血管病等疾病，都可能在血管形成血栓，造成血栓性中風。

栓塞性中風

　　如果這血塊足以把這血管堵住，就會造成腦部血管的阻塞。血塊是最常見的，源於心臟，尤其是心房顫動。當

然也可以是脂肪或骨折導致骨髓外溢、空氣、癌細胞或細菌群所造成腦部血管的阻塞。正因爲栓塞來自身體循環系統遠方，治療時仍須查明栓塞來源，否則治療只能暫時解決問題。

小中風

短暫性腦缺血發作，簡稱爲 TIA，俗稱小中風；意思是短暫的、局部的腦神經功能喪失，主要造成原因可能是腦部短暫缺血的原故，這是發生嚴重腦中風前的重要警訊。神經症狀一般在 24 小時內恢復正常，倘若神經症狀超過 24 小時，那就是發生中風了。

小中風通常不會留下後遺症，但在三個月內有頗高危險性發生腦中風。一般而言，小中風發作時間爲 2-15 分鐘，大多數患者在 30 分鐘內恢復。正因如此，短暫性腦缺血發作常被忽略，最好應馬上到醫院接受進一步的檢查與治療。

若不治療，一般約有三分之一的病人可能會發生腦中風。小中風的腦部血液不足的狀態僅是暫時的現象，所以症狀很快就消失，因此很多人忽略了這個問題的嚴重性。

有下面類似發生中風時的臨床症狀，是可恢復的。

- 突發性的劇烈頭痛。
- 突發失去協調性而跌倒。
- 突然一眼或兩眼視力模糊。
- 突然單側臉部或肢體無力、麻木、偏癱。
- 突然說話遲緩、理解障礙。
- 突然耳鳴、暈眩、平衡感喪失。

研究報告顯示，曾經發生短暫性腦缺血的血管，很容易再度阻塞，曾有過小中風的人，六個月內有30%會發生腦梗塞。因此建議曾發生過短暫性腦缺血的人，最好應馬上到醫院接受進一步的檢查，並依需要服用抗凝血藥物以及防止動脈硬化之藥物，以免血管持續狹窄阻塞，造成中風。

中風的危險因子

腦中風，包括腦出血和腦梗塞的危險因子中主要的是高血壓。其他的風險因子包括：年齡、性別、家族史、心臟病、高血脂、糖尿病、抽菸、肥胖、酗酒、缺乏運動、吸毒等。

- 高血壓：

  高血壓容易使血管內膜受損，導致血管硬化，容易增加腦中風的發生，其佔中風風險的 35-50％，研究報告指出，即使血壓減少一點，也可使中風風險降低 40％。

- 年齡：

  男性大於 45 歲，女性大於 55 歲。

- 性別：

  男性中風機率較女性高。

- 家族史：

  父母親、兄弟姊妹或兒子女兒，發生心肌梗塞或猝死者，其發生腦中風的危險性較高。

- 心臟病：

  心臟病患者，易在心臟內形成血管栓子，阻塞腦部血管，易發生腦中風。而心房顫動患者每年有 5％ 的風險誘發中風。

- 高血脂：

  血管中血脂過高會加速動脈硬化，而這類病人通常有肥胖、高血壓，容易增加腦中風的機會，降低高

膽固醇可以減少中風的風險。

● 糖尿病：

易使血管硬化，而引發腦中風，糖尿病患者中風比一般人高 2-3 倍，而且糖尿病常伴隨高血壓以及高血脂。

● 抽菸：

易使血管收縮，加速動脈粥狀硬化，容易發生中風。抽菸者為非抽菸者 2 倍。根據世界醫學權威雜誌《刺胳針》指出：如能及早戒菸，可預防中風。

● 肥胖：

加速動脈硬化，增加腦中風發作的可能。

● 喝酒：

過量飲酒易引起肥胖、血脂過高。

● 缺乏運動：

易引發肥胖，並增加發生腦中風之危險性。

● 口服避孕藥、安非他命、海洛因等亦可能誘發腦中風。

預防腦梗塞

- 控制高血壓為最主要的預防方法。
- 檢查有無心房震顫：有心房震顫者，必須治療。
- 控制膽固醇以及治療糖尿病。
- 換季或寒流來襲時要注意保暖，避免感冒。
- 避免勞累。
- 避免過度壓力，放鬆心情，放慢腳步，維持穩定情緒和維持正常生活起居。
- 適當運動，養成每日運動的習慣，每日至少應慢步走 20-30 分鐘。
- 不抽菸、不酗酒。
- 少喝濃茶或濃咖啡。
- 切勿濫用減肥藥或興奮劑。
- 飲食以少油、少鹽、少糖和多纖維為準，少吃動物的腦、內臟，多吃蔬菜、水果、豆製品，搭配適量的瘦肉、魚、蛋等。
- 要預防便秘，可多吃一些纖維質多的食物，如：芹菜、韭菜、水果等，早晨起床前的腹部自我按摩。

● 飲水充足，養成平時多喝水的習慣，可避免血液過
 於濃稠，特別是可在睡前和起床時，喝杯溫開水。

高血壓

　　42 歲的小薛是補教名師，長年奔波全國各地補習班。170 公分的身高，配合上 85 公斤的身材，大大的肚子活像個小叮噹。

　　平常忙到號稱「連抽菸喝酒都沒時間」的小薛，理所當然是沒時間運動的。最近常嚷著：「累呀，累到頭昏眼花，差點暈倒。」在老婆親自押送下，做了一次健檢，報告出來發現有高血壓。醫師要小薛減重、吃降血壓藥。

　　小薛當著老婆和醫師的面，不但猛點頭還連聲說好；但實在是名氣太紅，學生眾多，北中南課排得滿檔，所以早餐通常就省了，午晚餐都以便當果腹，小薛特別喜歡指定要炸雞腿便當配雙份大杯珍珠奶茶。

　　體重當然減不下來，還悄悄攀爬中……最近天氣

南北溫差大，小薛常常全省跑，老覺得頭暈腦脹非常不舒服，醫師交代要天天量血壓，小薛總頂老婆：「我睡覺都來不及了，量血壓能管什麼用？」

今天早上第四節上課時，小薛嚴重頭暈到站不住，想吐，班主任急忙把他送醫急診。在急診室時血壓高到190，小薛自己被「190」的數字嚇到了，看老婆慌張的趕來，抱著一歲的女兒，牽著三歲的兒子直掉淚，小薛後悔極了糟蹋自己的身體。

急診室醫師仔細檢查後，小薛沒有神經學異常、心電圖也沒有心肌梗塞，醫師給了小薛降血壓藥服下，休息一陣子，血壓總算回到140，頭暈症狀也比較緩解。

小薛終於一本正經，很嚴肅的問醫師：「我要如何才能控制好我的高血壓？」

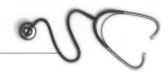

診邊細語

　　正常的血壓值，收縮壓小於 120 mmHg，舒張壓小於 80mmHg。

　　高血壓前期，是指收縮壓介於 120~139 mmHg 之間，或舒張壓介於 80~89 mmHg 之間。假若在三個不同時間量度，血壓仍然高於標準值，便應請教醫師。

　　世界衛生組織的定義，高血壓是指在靜止狀態時，血壓持續地高於或等於 140/90 毫米汞柱（mmHg）。偶爾的一兩次血壓升高，可能是基於多種因素，如剛做完運動，生病或情緒激動，並不一定代表高血壓。

　　造成高血壓的危險因子包括年紀、性別、遺傳、肥胖、抽菸、鹽類攝取、酒精、不運動以及壓力問題。

血壓在一天之中並非一成不變

血壓是指血液在血管內流動，造成在血管壁上的壓力。一般所謂的收縮壓，就是心臟收縮，把血液打入血管所產生的壓力。所謂的舒張壓，就是在心臟舒張期間，血管反彈回縮所產生的壓力。

然而，血壓在一天之中並非一成不變，血壓會隨著生理的改變、心理的起伏和環境的改變而波動，而且又受體內神經系統和內分泌系統等調節機轉的改變所影響。因此建議，經過一小時休息後所量測的血壓仍舊超過標準值，才叫高血壓。

高血壓按嚴重度分兩階段

- 第一期高血壓：
  指收縮壓介於 140-159 mmHg 之間，或舒張壓介於 90~99 mmHg 之間。

- 第二期高血壓：
  指收縮壓大於或等於 160 mmHg，或舒張壓大於或等於 100 mmHg。

高血壓早期往往沒有自覺症狀

　　大部分病人不知自己患有高血壓，連帶造成器官受損的有：

- 腦血管循環不良：
  頭痛、頭暈、頭脹、健忘、注意力不集中、失眠；
  嚴重者會腦栓塞、腦出血、中風、半身不遂……
- 心臟方面：
  心悸、心臟衰竭（呼吸困難、下肢水腫）、心臟冠狀動脈硬化（胸悶、心絞痛）。
- 腎功能不全：
  蛋白尿、血尿、少尿、下肢水腫。
- 眼底血管病變：
  視力減退、眼花、眼底出血，嚴重者會視網膜剝離。
- 周邊血管硬化：
  間歇性跛行、四肢麻木，因為動脈硬化導致下肢血流減少或缺血，嚴重者動脈完全阻塞。
- 其他血管病變：耳鳴、鼻出血、咳血……等。

治療以生活方式調整爲優先

　　高血壓受生活習慣影響極大，所以治療以生活方式調整爲優先，如果經過生活方式的調整，血壓值仍未達到標準以下，這時應與醫師討論，開始藥物治療高血壓。雖然開始服用藥物，但生活習慣的調整仍應持續進行。

　　生活方式的調整包括維持理想體重、定期運動、規律作息、消除壓力、保持好心情、限制鹽分攝取，限制酒精攝取、戒菸、注意均衡飲食，以及限制膽固醇和飽和脂肪酸的攝取。

從飲食預防高血壓

- 限制鈉鹽的攝入：
  鈉可促使血管硬化和血壓上升，應限制鹽分的攝取，建議每天鹽的攝取量以 5 公克以下，少吃鹹食，清淡爲宜。
- 少吃甜食：
  糖可在體內轉化成脂肪，容易促進動脈硬化。
- 遠離動物性油脂選用植物油：

少吃腦、心、肝，少用動物性油脂如：牛油、豬油、雞油、乳酪、肥肉、豬皮，因爲動物油含膽固醇量高，可加速動脈硬化。選用植物油，如：大豆油、玉米油、葵花子油、紅花子油等。

● 注意膽固醇：

腦、肝、心、腰子等內臟，蟹黃、魚卵、蝦卵、蚵、螃蟹等海鮮均含高量膽固醇，不宜食用。蛋黃一星期以不超過兩個爲宜。

● 戒菸少酒：

菸酒過量會造成高血壓。

● 選擇新鮮食材：

選擇新鮮食材並自行製作，可選擇黃豆、小豆、番茄、芹菜以及各種綠葉蔬菜；水果如橘子、蘋果、香蕉、梨、柿子、鳳梨、西瓜等也不錯。

● 均衡飲食：

不可偏食，避免過飽，宜多吃五穀雜糧。

● 避免加工食品：

罐頭、醃漬及加工食品，都多加了鈉鹽，應要避免食用。

● 避免食用：

麵線、油麵、甜鹹蜜餞、甜鹹餅乾等，都含極高量
的鈉或鹽，應避免食用。

● 避免外食：

因含較多的食鹽、味精等調味，如無法避免時，則
少喝湯。

● 多吃清蒸魚：

魚類含有不飽和脂肪酸可降血脂，減少血栓發生。

第五章

過勞的警覺

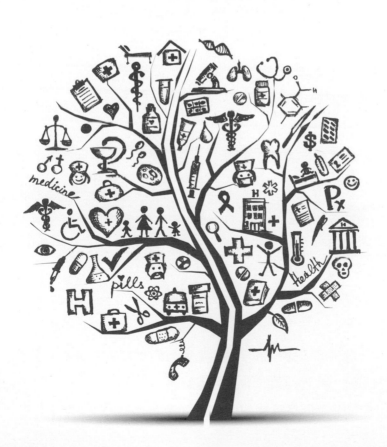

我過勞了嗎

　　公司樓下的 24 小時超商，成了阿恩的便利廚房，不管上班日、加班日，只要阿恩人在公司，從早到晚加宵夜，三餐和零嘴、飲料，超商果然等同阿恩的家。

　　最近公司手氣很好，案子一個接一個，可是老總不敢多增加人手，怕萬一青黃不接時，不管是裁員或資遣都很麻煩，所以現職員工只好鞠躬盡瘁輸誠，表達對公司的向心力。

　　大半年操下來，阿恩幾乎以公司為家，最近一個月常覺得食慾不振，常常忙得沒時間吃喝，卻不餓不渴，當然也吃不下東西。肩膀彷彿有千斤重擔壓著，痠痛又硬梆梆的，脖子很緊，頭痛報到的次數越來越多，受不了時，就近到藥房買止痛藥解決一下。

　　胸悶就下樓找個地方抽根菸，可是也舒緩不了什麼

壓力，上周業務會報時注意力不集中，報錯數字，要不是臉色太灰敗，少不了又要被刮一頓。

老總要阿恩休個假：「你看起來累翻了！」

「可是自己一個人在台北打拚，連個女朋友都沒，休假除了睡覺，也不曉得能幹嘛，不如上班算了。」阿恩一臉疲憊的苦笑著。

下午臨出公司去做提案會報時，一陣嚴重胸痛，阿恩跌坐椅子上起不了身，老總忙叫同事把阿恩送急診。還叮囑部門經理要一路陪在阿恩身邊。

「血壓 165/98、心跳每分鐘 105 下、呼吸每分鐘 18 次、心電圖胸部 X 光正常、抽血也沒異常。」

「不會吧？」阿恩覺得自己剛不舒服到快死了，怎麼檢查都 OK ？

「最近有超時工作嗎？」醫師問。

「這大半年來，幾乎每天都工作 18 小時以上——」阿恩餘光瞄到經理臉色一變，馬上閉嘴。

「先在急診休息，觀察一下吧！」

阿恩終於在急診床上呼呼大睡一覺，醒來護士小姐過來量血壓，回到 135/80、心跳回到每分鐘 88 下、呼

吸回到每分鐘 15 次，經理放心的喘了好大一口氣。

　　急診醫師告訴阿恩：「你有過勞的現象，要到職業醫學科，去看過勞門診，不要仗著年輕力壯不當回事。」阿恩真想回頭偷看一下，要大家把「鞠躬盡瘁」當座右銘的經理表情……

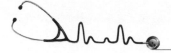

　　「過勞死」一詞，源自於 1980 年代，日本泡沫經濟破滅，企業裁員或精簡人力的趨勢，使得留任在崗位上的勞工身心壓力普遍變大，各行各業開始注意「過勞」而引發的心血管疾病或猝死案例。

　　近來過勞死案例頻傳，英文也直譯為「Karoshi」，指的是因滿足工作負荷量、工作自主性、工作變異性、工作成就感，所導致的工作壓力太大，或工作時間太長，而造成急性循環系統疾病有關的猝死。

　　身體長時間處於壓力下不堪超負荷的勞心又勞力「身心耗弱」狀態，加上缺乏及時休息和足夠的體力補充，可以說是「慢性疲勞症候群」累積所造成的，是職業病的一種。對於職場上兢兢業業的上班族而言，主管重視工作內容的績效、工作環境的噪音及無形的壓力、同事間的瑜亮

競爭，而工作時間必須輪值夜班或加班超時工作，如果沒有適時釋放壓力與身心靈調適，嚴重的話，會導致猝死的可能。

猝死實際的死因，大多會表現在「急性循環系統疾病」，即為「心臟病」與「腦血管疾病」的急性發作。一如書中所提過的心臟衰竭、心肌梗塞、主動脈剝離、心臟性猝死等心臟疾病。腦血管疾病部分，中風腦出血、腦梗塞、腦栓塞、蜘蛛膜下出血都是主因。

日本公眾衛生研究所曾對日本的「過勞死」現象，做過詳細研究，從預防角度，列舉了過勞症狀和因素：

時間因子

- 一天工作 10 小時以上、加班時間多。
- 夜班多，或工作時間不規則。星期天或假日也上班。
- 晚上 10 點或者 12 點以後才回家。
- 單程通勤時間佔 2 小時以上。
- 經常出差，超時間的工作，或享受狂熱工作。
- 作調動、工作變化、工作升遷、工作量增多。

體能因子

- 頭痛、胸悶、食慾不振、沒胃口、腸胃障礙。
- 肩頸僵硬痠痛、腰痠背痛。
- 有高血壓、糖尿病病史、肝功能異常、心電圖異常。
- 體重突然變化大。
- 記憶力減退、注意力難集中。
- 早發性禿頭、不斷的掉髮、髮量減少或髮線後移。
- 覺得有衰老感、初老症狀。

習慣因子

- 不吃早餐、用餐時間不固定、一餐抵兩餐、
- 宵夜取代正餐。喜歡吃油炸食品。
- 常常工作晚間聚餐、飲酒。
- 一天喝 5 杯以上咖啡。一天吸 30 支以上香菸。
- 酒量突然下降，即使飲酒也不感到有滋味。
- 最近幾年，即使運動也不流汗。
- 自我感覺身體良好，而堅持不看病。
- 幾乎沒有休閒活動與感興趣的嗜好。

情緒因子

- 常因一點小事也煩躁和生氣。

- 暴躁、易怒、悲觀及負向思考。
- 疲勞但失眠，常苦悶睡眠品質差。
- 經常感到疲倦，忘性比記性好。
- 自我期許高，並且容易緊張者。
- 最近工作頻失誤，與同事不和、人際關係變壞。

因應過勞的方法

　　既然生活與工作的壓力無法避免，及時的身心靈放鬆就顯得格外重要：健康規律的生活態度，均衡講究優質的飲食、良好品質的睡眠習慣、持之以恆的有氧運動、隨時簡易的放鬆小技巧、休閒日接近陽光與大自然的洗禮，能讓體力處於充電飽滿的狀態，都能讓你放輕鬆及釋放壓力。

透過「飲食」減少壓力因子

● 限量攝取飲食中的飽和性脂肪，例如牛肉、牛油、起士（cheese）、全脂牛奶脂肪、人工奶油（許多蛋糕及麵包會使用）、豬油、雞皮等食物，多增加攝取富含纖維的蔬果，促進腸胃健康外，不要以廣告大肆宣傳的曼妙身材做為減重目標，不正確的減

重，非常殘害身心健康。

- 限制含咖啡因的食物，好比可樂、咖啡等，若日常生活中過量攝取咖啡因，可能導致失眠及睡眠品質的干擾。

- 不要抽菸、限制飲酒量及方式。

- 適時的補充維他命，維他命 C 及綜合維他命 B 群，可以減輕疲勞、有助於細胞修復及體能恢復、促進代謝等功能，但需參考健康指示用量，注意不要過度攝取。

- 重視正餐的重要性，盡量定時定量攝取均衡飲食。避免吃入過度的精緻化或碳水化合物食品，雖然這些食物能夠快速補充能量，但也會使自己處於敏感易怒、情緒不穩、壓力增加的狀態。

- 不要過度攝取加工麵粉食品及注意飲食中「鈉」的含量。

透過「運動」減少壓力因子

- 心跳速率的公式：220 －年齡 × 60％到 80％之間。一開始運動時，讓心跳保持在最大限度的 60％處，

之後逐漸增加至最大限度的 80%。

每星期至少運動三次，目標是每天保持做 20-30 分鐘運動；將運動時間排入每日作息表中，也是督促自己持續下去的好方式。也可以每天把握日常機會多走路、爬樓梯，或上下班時提早一站下車走到目的地，就能輕易累積每天 30 分鐘的運動量。游泳和騎腳踏車是較不費力的運動，可作為一個開始規劃中度運動計畫的方式。

● 可以將運動時間設定在下班後、或晚餐前的 30 分鐘空檔，一方面可趁機消除整天累積的壓力，另一方面能夠降低食慾，對希望維持身材有所助益。

● 持之以恆運動，才能夠增強心肺功能，促進血液循環，讓養分和氧氣順利運送至細胞中。不但促進肌肉細胞與能量代謝，還可避免過度的脂肪造成高血壓、心臟病、糖尿病等相關疾病。

個人過勞分量表

　　台灣的經濟奇績，相對的也產生了心血管疾病患者增加、工作人際關係緊張、婚姻親子關係疏離等其他副作用。近來，您是否常覺得頭痛、胸悶、食慾不振、沒胃口、記憶力減退、注意力難集中、肩部與頸部僵硬，但在無形的壓力中往往隱而未覺。「過勞死」的新聞引起許多人重新檢視自己的工作狀況與生活習慣，過勞有哪些警訊？你的過勞程度是多少？請立即檢視以下量表，檢測你是否為「過勞」的一份子！

　　（括號中數字代表分數）——

● 常覺得疲勞嗎？

□總是(1)　□常常(2)　□有時候(3)

□不常(4)　□從未或幾乎從未(5)

● 常覺得體力透支嗎？

□總是(1)　　□常常(2)　　□有時候(3)

□不常(4)　　□從未或幾乎從未(5)

● 常覺得情緒上心力交瘁嗎？

□總是(1)　　□常常(2)　　□有時候(3)

□不常(4)　　□從未或幾乎從未(5)

● 常會覺得「我快要撐不下去了」嗎？

□總是(1)　　□常常(2)　　□有時候(3)

□不常(4)　　□從未或幾乎從未(5)

● 常覺得精疲力竭嗎？

□總是(1)　　□常常(2)　　□有時候(3)

□不常(4)　　□從未或幾乎從未(5)

● 常常覺得虛弱，好像快要生病了嗎？

□總是(1)　　□常常(2)　　□有時候(3)

□不常(4)　　□從未或幾乎從未(5)

選項分數轉換

(1)100；(2)75；(3)50；(4)25；(5)0。將得分相加，除以6，便可得到個人相關過勞分數。

50 分以下：

過勞程度輕微，並不常感到疲勞、體力透支、精疲力竭、或者虛弱好像快生病的樣子。

50-70 分：

個人過勞程度中等。您有時候感到疲勞、體力透支、精疲力竭、或者虛弱好像快生病的樣子。建議您找出生活的壓力源，進一步的調適自己，增加放鬆與休息的時間。

70 分以上：

個人過勞程度嚴重。您時常感到疲勞、體力透支、精疲力竭、或者虛弱好像快生病的樣子。建議您適度的改變生活方式，增加運動與休閒時間之外，您還需要進一步尋找專業人員諮詢。

工作過勞分量表

（括號中數字代表分數）——

● 你的工作會令人情緒上心力交瘁嗎？

☐很嚴重(1)　☐嚴重(2)　☐有一些(3)

☐輕微(4)　☐非常輕微(5)

● 工作會讓你覺得快要累垮了嗎？

☐很嚴重(1)　☐嚴重(2)　☐有一些(3)

☐輕微(4)　☐非常輕微(5)

● 工作會讓你覺得挫折嗎？

☐很嚴重(1)　☐嚴重(2)　☐有一些(3)

☐輕微(4)　☐非常輕微(5)

● 工作一整天之後，覺得精疲力竭嗎？

☐總是(1)　☐常常(2)　☐有時候(3)

☐不常(4)　☐從未或幾乎從未(5)

● 上班之前只要想到又要工作一整天，就覺得沒力嗎？

□總是(1)　□常常(2)　□有時候(3)

□不常(4)　□從未或幾乎從未(5)

● 上班時會覺得每一刻都很難熬嗎？

□總是(1)　□常常(2)　□有時候(3)

□不常(4)　□從未或幾乎從未(5)

● 不工作的時候，有足夠的精力陪朋友或家人嗎？

□總是(1)　□常常(2)　□有時候(3)

□不常(4)　□從未或幾乎從未(5)

選項分數轉換

(1)100；(2)75；(3)50；(4)25；(5)0。

最後一題分數轉換為：(1)0；(2)25；(3)50；(4)75；(5)100。分數相加，除以7，便可得到工作相關過勞分數。

45 分以下：

工作相關過勞程度輕微，您的工作並不會讓您感覺很沒力、心力交瘁、很挫折。

45-60 分：

工作相關過勞程度中等，您有時對工作感覺沒力，沒有興趣，有點挫折。

60 分以上：

工作相關過勞程度嚴重，已經快被工作累垮了，感覺心力交瘁，感覺挫折，而且上班時都很難熬。此外可能缺少休閒時間，沒有時間陪伴家人朋友。建議適度的改變生活方式，增加運動與休閒時間之外，還需要進一步尋找專業人員諮詢。

資料來源：勞委會勞工安全衛生研究所 98
年 3 月出版《過勞自我預防手
冊》

註一：過勞量表出處（原始為丹麥國家職業衛生研究所 Kristensen 等人於 2005 年所研發的「Copenhagen Burnout Inventory」，簡稱 CBI）。CBI 中文翻譯最先出自於鄭雅文等人於 2007 年發表於《台灣衛誌》。

註二：在過勞死的認定方面，過去在判定勞工是否過勞時，會先訪談資方，再找勞方談，勞資雙方對工作負荷常有歧見，為避免勞資雙方認定上的困難，目前勞委會修正後，改為先訪談勞工，若資方要反駁，須舉證才行。

國家圖書館出版品預行編目（CIP）資料

換季，不跑急診：流感、心、肺、腦血管疾病一
定　要有的自我警覺 / 洪芳明作.-- 初版.-- 臺北
市：大塊文化, 2012.04
　　面；　公分.-- (care ; 17)
　　ISBN 978-986-213-328-6（平裝）

　1.預防醫學　2.個案研究

412.5　　　　　　　　　　　　　　　101003888

CARE
Good Care ,
Good Living

CARE

Good Care ,
Good Living